HISTOIRE

DE

L'ÉPIDÉMIE DE CROUP

QUI A RÉGNÉ EN 1840 ET AU COMMENCEMENT DE 1841
A L'HOPITAL DES ENFANTS DE PARIS;

PAR

ERNEST BOUDET,

Ancien interne de cet hôpital, lauréat de la Faculté de médecine, membre titulaire
de la Société anatomique, secrétaire de la Société médicale d'observation.

(Mémoire couronné par la Faculté de médecine de Paris.)

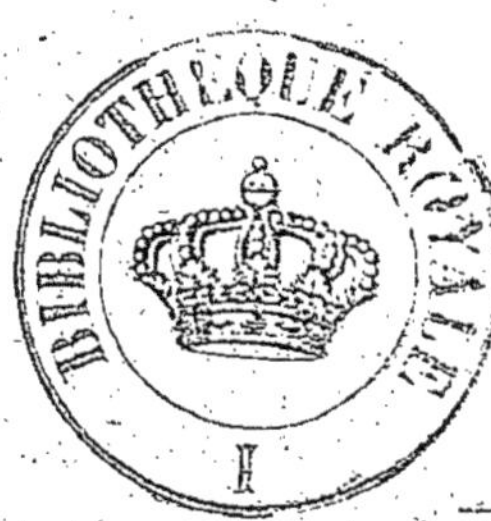

« Certè, non aliud utilius consilium est quam
epidemias, morborum nempe vitas quasi,
scribere. »

De Haller.

PARIS

BÉCHET JEUNE ET LABÉ,

LIBRAIRES DE LA FACULTÉ DE MÉDECINE DE PARIS,
Place de l'Ecole de Médecine, n° 4.

1842.

A MON EXCELLENT MAÎTRE

Le docteur Guersant,

MÉDECIN DE L'HOPITAL DES ENFANTS, MÉDECIN CONSULTANT DU ROI, MEMBRE DE
L'ACADÉMIE ROYALE DE MÉDECINE, ETC., ETC..

Hommage de respect et de reconnaissance.

HISTOIRE

DE L'ÉPIDÉMIE DE CROUP

QUI A RÉGNÉ EN 1840 ET AU COMMENCEMENT DE 1841

A L'HOPITAL DES ENFANTS DE PARIS.

Les observations de maladies épidémiques présentent un intérêt tout spécial qui manque aux descriptions des maladies sporadiques. En effet, malgré les enseignements précieux qui découlent de leur étude, ces dernières ne peuvent élargir le cercle restreint où les tient renfermées leur isolement les unes des autres. Dans les épidémies, au contraire, chaque fait particulier est uni par des connexions étroites aux faits qui l'ont précédé et à ceux qui le suivent ; tous s'enchaînent de manière à former, pour ainsi dire, un ensemble vivant qui naît sous les yeux de l'observateur, et s'accroît pour décroître ensuite et disparaître, après avoir parcouru plus ou moins régulièrement les phases de son existence.

Or, s'il est d'une haute importance de retracer exactement la description des maladies sporadiques, avec quel soin, avec quelle précision rigoureuse, ne devrait-on pas écrire l'histoire des affections épidémiques qui font de si nombreuses victimes, et dont les causes profondément obscures, dont le génie capricieux et changeant, ont, de tout temps, mis en défaut la sagacité des esprits les plus exercés. Et cependant, il faut l'avouer, rien n'a été plus négligé, en général, que la relation des épidémies. Presque tous les auteurs se sont contentés de récits vagues, incomplets, portant l'empreinte d'opinions préconçues substituées à l'appréciation exacte des faits.

Une épidémie de croup s'étant manifestée à l'hôpital des

enfants, pendant que j'étais attaché comme interne à cet éta-
blissement, j'ai cherché, en m'en faisant l'historien, à n'omet-
tre, autant que possible, aucun des éléments qui pouvaient
concourir à compléter mon travail. J'ai saisi avec d'autant plus
d'ardeur l'occasion qui s'offrait à moi, que les épidémies de
croup sont plus rares, et qu'elles ont été généralement peut-
être étudiées avec moins de soin, et décrites avec moins de
précision que les autres.

Voici le plan que je me propose de suivre.

Après un coup d'œil historique rapide sur les principales
épidémies analogues qui ont été rapportées par les auteurs,
après un résumé des faits qui ont été observés à l'hôpital des
enfants pendant les vingt dernières années, je chercherai à établir que le croup a régné, dans la capitale, sous forme d'épidémie, à la fin de 1840, et au commencement de 1841.

Ensuite, après avoir tracé, trimestre par trimestre, la description de celle qui a sévi sur les enfants dans l'hôpital qui
leur est consacré, je présenterai l'analyse des faits dont elle se
compose. Je terminerai par la comparaison de l'épidémie que
j'ai observée, avec celles qui sont relatées dans les auteurs, et
par le parallèle du croup sporadique et épidémique.

Historique. — Épidémies de croup d'après les auteurs.

Les principales épidémies de croup peuvent, je crois, être
rapportées aux chefs suivants :

1° *Croup simple, borné aux voies aériennes* (¹). — La première épidémie de croup qui puisse être placée dans cette division, est celle qui a été étudiée par Ghisi à Crémone en
1747 (²). Sa seconde forme comprenait manifestement des cas
de croup borné aux voies aériennes, le pharynx n'offrait au-

---

(1) Mon Mémoire original comprenait des développements beaucoup
plus étendus ; mais j'ai été obligé de les restreindre considérablement
pour les adapter au cadre étroit d'un journal.

(2) *Lettere mediche.* Voy. Bretonneau, *Traité de la diphthérite*, appendice.

cune trace de fausses membranes ([1]) ; il le dit de la manière la plus expresse. La relation d'Arnault de Nobleville (Orléans, 1747) comprend, suivant moi, des cas de la même espèce ([2]). Les croups observés par M. Deville en 1830, dans le quartier de l'Hôtel-de-Ville, à Paris, débutaient par la trachée, et remontaient ainsi progressivement jusqu'à l'extrémité supérieure des voies aériennes.

2° *Croup avec angine couenneuse et gangréneuse.* — Les épidémies qui se sont accompagnées d'angine couenneuse sont les plus communes. Ainsi Carnevale ([3]), à Naples, en 1618 ; Nola ([4]) à la même époque, dans la même ville ; M. de Séranne, à Paris, en 1746 ([5]) ; Starr ([6]), dans le comté de Cornouailles, en 1748 ; Van-Berghen, en 1764 ([7]) ; Vahlbom ([8]), en Suède, en 1769 ; Bœch et Salomon ([9]), à Stockholm, en 1772 ; Ferrand ([10]), à la Ferté-Gaucher, en 1820 ; M. Bretonneau ([11]), à Tours, en 1819, 1821 ; à Chenusson et Laferrière, en 1825 et 1826 ; Moronval et Laviez, à Arras, en 1822 et 1823 ([12]), Bour-

---

(1) *Nelle fauce tutto se vede sano.*

(2) Valentin, *Traité du croup*, in-8, 1812.

(3) V. Bretonneau, *loco cit.* — (4) *Ibidem.*

(5) *Journal des savants*, 1747, p. 1364.

(6) *Recueil de la Faculté de Médecine de Paris*, Croup, t. I.—Dans l'épidémie décrite par Starr il s'est manifesté fréquemment des gangrènes de la peau, complication commune dans l'épidémie dont nous allons nous occuper.—(7) *Ibid.*—(8) *Ibid.*— (9) *Ibid.*—(10) *Thèses de Paris*, 1827.

(11) Bretonneau, *l. c.* On sait que l'ingénieux écrivain de Tours a avancé formellement dans son ouvrage que le croup n'est autre chose que l'extension aux voies aériennes de la phlegmasie diphtéritique du pharynx, et que par conséquent il n'envahit jamais le larynx d'emblée ; en second lieu qu'il a nié l'existence de l'angine gangréneuse et prétendu que tous les auteurs qui avaient décrit cette maladie n'avaient eu sous les yeux que des angines couenneuses. Nous avons pu nous convaincre par l'examen attentif des faits qui viennent de se passer à l'hôpital des enfants que ces deux assertions de M. Bretonneau, exactes dans la plupart des cas, sont trop absolues dans d'autres et entachées d'erreurs. M. Bretonneau a voulu ériger en lois applicables aux diverses épidémies anciennes et récentes, les résultats de ses observations recueillies en Touraine. S'il n'avait conclu des faits qui ont été soumis à son observation que ce qui était légitime, s'il n'avait généralisé outre mesure, il serait resté dans le vrai.

(12) *Arch. de méd.*, t. VII, p. 463 ; t. VIII, p. 282, 1re série.

geois (1), à Saint-Denis, en 1827 et 1828, Gendron (2), en Touraine, en 1834, 1835, 1836, ont observé la coïncidence de l'angine couenneuse avec le croup.

Quant à l'apparition simultanée du croup et de l'angine gangréneuse, je n'en ai trouvé qu'un exemple évident dans les auteurs ; il est fourni par la relation de Marteau de Grandvil-
liers (3). Les ulcérations gangréneuses des amygdales et de
l'isthme du gosier sont décrites dans son travail avec trop d'exactitude, pour qu'on puisse révoquer en doute leur existence.
Des pseudo-membranes se trouvaient en même temps dans les
voies aériennes.

3° *Croup avec exanthèmes.* — Zobel (4) est le seul, je crois,
qui mentionne cette coïncidence d'une manière digne d'attention ; il a eu occasion d'observer une épidémie de croup compliqué de carlatine ; plusieurs auteurs disent que ce cas est
commun, mais Zobel seul donne quelques détails à ce sujet,
les autres se contentent d'assertions vagues.

4° *Dans la quatrième division* je placerai les épidémies de
croup dans l'histoire desquelles il n'est pas donné d'éclaircisse-
ments sur la coexistence d'angine couenneuse, d'exanthème, etc.
A cette classe appartiennent les faits décrits par Baillou (5), à
Paris, en 1576 ; Millar (6), en Angleterre, la même année ; Au-

---

(1) *Mém. de l'Acad. de méd.*, t. IV, 1835.
(2) *Journ. des conn. médico-chirurg.* 1834, p. 139, 1835, p. 75.
(3) *Journ. de Vandermonde*, t. IV, p. 222, 1576.
(4) Dans Michaelis, *Recueil de la Faculté* (*loco cit.*).
(5) Genève, 1762, t. II, p. 148.
(6) *Recueil de la Fac., loco cit.* — Presque tous les auteurs, pour ne pas
dire tous, se sont accordés jusqu'à présent à regarder le fameux asthme
aigu de Millar, non comme une affection pseudo-membraneuse du larynx,
mais comme une maladie nerveuse n'ayant aucun rapport anatomique avec
le vrai croup. Voici cependant ce que trouva Millar dans les voies aériennes du seul enfant qu'il put ouvrir. *La plèvre et les poumons étaient
gorgés de sang et les vaisseaux des bronches étaient remplis d'une sub-
stance blanche, dure et gélatineuse.* Ces mots, *vaisseaux des bronches*,
voulant dire leurs divisions, l'arbre bronchique était donc tapissé d'une
pseudo-membrane. L'enfant dont l'ouverture fut faite, ayant offert pendant sa vie les mêmes symptômes que les autres malades, il est permis

tenrieth (¹), en Autriche, en 1807 ; Fodéré (²), à Gordon, en 1818.

Nous concluons de cette analyse rapide, que le plus souvent dans les épidémies, le croup a coexisté avec une angine couenneuse ; que cependant, dans un certain nombre d'entre elles, il s'est développé primitivement dans les voies aériennes, qu'il a régné au moins une fois avec la gangrène du pharynx, qu'il n'a coïncidé que rarement avec les exanthèmes. Quant aux affections catarrhales, qui semblent, d'après la plupart des auteurs, dominer presque toujours en même temps que le croup, leurs assertions à ce sujet sont d'un tel vague qu'il est impossible d'admettre leur opinion sans preuves plus positives à l'appui.

Du croup, à l'hôpital des Enfants Malades, de 1820 à 1839.

J'ai pensé qu'une histoire aussi exacte que possible, quoique abrégée, des faits de croup qui ont été observés à l'hôpital des Enfants pendant les années qui ont précédé l'épidémie de l'année dernière, aurait l'avantage de servir à celle-ci de point de comparaison, et de me permettre de faire ressortir les caractères qui la différencient du croup ordinaire.

Je n'ai pu avoir jusqu'à 1834 que des renseignements approximatifs. D'après M. Blache (*Archives de Médecine*, 1828, p. 542) il se serait présenté à l'hôpital des Enfants, en 1820 huit cas, en 1821 quinze cas de croup. Cet habile médecin a rencontré constamment une pseudo-membrane à la fois dans le pharynx et les voies aériennes ; par conséquent il régnait très probablement cette année une phlegmasie diphtéritique analogue à celle qu'a décrite M. Bretonneau. En 1822, onze cas ont été notés ; en 1823, 5 ; en 1824, 0 ; en 1825, 4 ; en 1826, 1 : pour les années suivantes, de 1827 à 1832, on peut d'après M. Guersant père en éva-

---

d'en conclure que ceux-ci avaient succombé comme ce dernier à une bronchite ou à une laryngite pseudo-membraneuse.

(1) Valentin, *loco cit.*

(2) Fodéré, *épidémies*, t. III, p. 135.

luer le nombre par année de 6 à 10. En 1833 un seul s'est présenté (total 69 cas environ). A partir de l'an 1834, j'ai pu recueillir auprès de mes prédécesseurs à l'hôpital des Enfants des renseignements assez circonstanciés pour présenter ici un résumé des faits dont ils ont bien voulu me communiquer la relation (1).

Nombre des croups dans ces diverses années. — C'est en 1835 que les cas ont été les plus nombreux. Il s'en est présenté neuf, chiffre bien inférieur encore à celui de vingt-cinq qui est celui de 1840. (2) La même fréquence des croups qui s'est montrée à l'hôpital des enfants a été remarquée en ville par plusieurs médecins et entre autres par M. le professeur Trousseau qui est assez au courant des croups qui se déclarent à Paris, et de qui je tiens que cette année il s'est manifesté en ville une sorte d'épidémie de laryngite couenneuse.

Saisons (3). — Les mois les plus chargés, sont mars, mai, juillet, octobre et décembre (trois cas); viennent ensuite février, août et novembre (deux cas); en troisième ligne, avril (un cas); en quatrième, juin et septembre qui n'en ont pas offert. Et en comptant par périodes de trois mois ou saisons, nous trouvons que c'est en automne que se sont présentés les cas les plus nombreux (huit); ensuite viennent

---

(1) Je saisis avec empressement cette occasion pour remercier MM. Taupin, H. Roger, Becquerel, Dugast, Baron, Malespine, Grénier, Rilliet et Barthez, qui ont été attachés successivement comme internes à l'hôpital des Enfants, de l'obligeance avec laquelle ils ont bien voulu seconder mes recherches.

(2) Le chiffre total pour les six années a été 26, savoir :

       En 1834, 2 cas.
       En 1835, 9
       En 1836, 2
       En 1837, 1
       En 1838, 6
       En 1839, 6
            ——
       Total. 26

(3) En janvier 2, — en février 2, — en mars 3, — en avril 1, — en mai 3, — en juin 0, — en juillet 3, — en août 2, — en septembre 0, — en octobre 3, — en novembre 2, — en décembre 3.

l'hiver et l'été qui ont offert le même chiffre (sept). Ce résultat paraît singulier quand on voit que pendant les mois de printemps, saison variable et changeante, le croup a été moins fréquent que pendant les autres (quatre cas seulement). Du reste je ne regarde pas les conclusions qu'on pourrait tirer de ces faits comme absolues, car il est possible que la particularité que je viens de signaler ait tenu à des influences spéciales dont je ne puis me rendre compte, puisque j'ai été privé d'un bon nombre des détails qui m'auraient été nécessaires pour décider la question.

Age (1). — C'est de 2 à 5 ans que le croup a été le plus commun ; il a ensuite diminué progressivement de fréquence jusqu'à l'âge de 13 ans. Ce chiffre s'accorde avec ceux qui ont été produits jusqu'ici par la plupart des auteurs. Mais il faut noter que les enfants de 2 à 5 ans étant plus exposés aux maladies en général que ceux d'un âge plus avancé, sont habituellement plus nombreux à l'hôpital de la rue de Sèvres, que les derniers.

Sexe. — Le croup s'est montré plus fréquemment chez les garçons (seize fois) que chez les filles (dix fois). Il est vrai qu'à l'hôpital des enfants le nombre des garçons est constamment plus considérable que celui des filles, mais cette différence est trop peu élevée (elle n'est que d'un dixième environ) pour avoir une grande valeur.

Fréquence du croup. — Le chiffre total des cas de croup depuis l'année 1820 jusqu'en 1833 inclusivement, est d'environ 69 ; de cette époque à 1836 inclusivement, de 26 (total 85). L'année la plus chargée a été 1822 (onze cas). 1824 n'en a pas présenté

---

(1)

De 2 à 5 ans,	15 cas.	
De 5 à 8 —	4	
De 8 à 12 —	2	
A 13 —	1	
De 2 à 8 —	2	
Indéterminé	2	

un seul. La moyenne a été pour cette période de 10 ans, de quatre et une fraction (1).

On voit que le croup sporadique est une affection fort rare, même dans l'hôpital des enfants de Paris, un des plus vastes établissements de ce genre qui existent en Europe (2).

Coexistence de l'angine pseudo-membraneuse et du croup. — Dans le plus grand nombre des cas (13), les observateurs ont noté l'absence de pseudo-membranes dans la partie supérieure du tube digestif.

Dans un nombre de cas moins considérable (9), on a noté la présence d'une pellicule couenneuse sur les amygdales, le pharynx, et à l'isthme du gosier.

Maladies antécédentes. — Le croup s'est développé deux fois à la suite d'exanthèmes, une fois à la suite de rougeole, une fois à la suite de scarlatine et de varicelle, après la coqueluche une fois. Il s'est manifesté aussi une fois dans un cas de fièvre typhoïde à une période déjà avancée de la maladie. La description de l'épidémie de 1840, comme je le montrerai plus

(1) *Total des entrées et des croups l'hôpital des enfants, depuis 1834 jusqu'en 1839.*

Années.	Garçons.	Filles.	Total.	Garçons.	Filles.	Total.
1834	1623	1377	3000	1	»	1
1835	1703	1430	3133	4	6	10
1836	1607	1508	3115	1	1	2
1837	1974	1657	3631	»	1	1
1838	1986	1640	3626	4	2	6
1839	1972	1899	3871	6	»	6
Totaux.	10865	9511	20576	16	10	26

(2) On peut aussi inférer de ce tableau que le nombre des entrées à l'hôpital des Enfants pendant les années correspondantes à celles où ont été observés les croups dont je viens de donner l'analyse, n'ayant pas varié d'un chiffre considérable, on ne peut attribuer les oscillations que celui-ci a présentées, qu'à des causes essentielles.

tard, présentera, sous le rapport de la fréquente coïncidence
du croup avec les exanthèmes, un caractère tout particulier,
et c'est alors que j'entrerai dans les développements nécessaires
sur la relation qui m'a paru exister entre ces deux maladies.

Symptômes. Ils n'ont rien présenté de spécial : je ferai
seulement remarquer que je n'ai donné comme des faits de
croup, que ceux qui ont été caractérisés pendant la vie par l'expectoration de pseudo-membranes, à la mort par la présence
de concrétions pelliculaires dans les voies aériennes. Un seul
ne peut entrer dans cette catégorie : il s'agit d'un croup dia-
gnostiqué par M. Jadelot, et qui a guéri sans qu'il y ait eu expectoration de fausses membranes. L'affirmation d'un homme
aussi expérimenté que cet habile médecin, m'a engagé à réunir
ce fait aux autres, mais je n'attache aucune importance à cette
adjonction, et je laisse le lecteur complètement libre de le rejeter ou de l'admettre.

Terminaison. — Sur vingt-six malades, cinq ou quatre ont
guéri, suivant qu'on accepte ou non le fait de M. Jadelot (sur
lequel je ne puis faire prononcer ou me prononcer moi-même,
puisque je n'ai pu m'en procurer les détails). Un d'eux a été
trachéotomisé, les autres ont été traités par la méthode ordinaire
des saignées, vomitifs, purgatifs et révulsifs. Sur les vingt-un
qui sont morts, neuf ont été trachéotomisés, mais il est juste de
dire que l'un deux, opéré et traité ensuite avec autant d'ha-
bileté que de zèle par M. le docteur Dugast, donnait l'espoir
le plus fondé d'une guérison prochaine, quant il est mort asphyxié par la négligence d'une infirmière. Dans un certain
nombre de cas (4), l'opération a très probablement prolongé
les jours des malades, car si on compare la durée moyenne de
la maladie chez ceux qui ont été trachéotomisés, et chez ceux
qui ne l'ont pas été, on trouve que les premiers ont vécu trois
jours de plus.

Recherches cadavériques. — L'ouverture des 22 sujets a
montré dans le plus grand nombre des cas (18) une pseudo-
membrane dans les voies aériennes. Elle s'étendait jusqu'aux

bronches dans un peu plus du tiers des cas (7), et au pharynx dans un onzième seulement (2 sur 22) ; trois fois, comme je l'ai dit, le larynx ne renfermait pas de pseudo-membranes ; il ne présentait que du ramollissement avec ou sans ulcérations. Dans ces cas, il y avait eu expectoration de pseudo-membranes pendant la vie. Il n'en restait plus dans le pharynx à l'époque de la mort, que chez deux sujets. Je n'en conclus pas qu'elles ont été aussi rares que ce chiffre pourrait le faire penser, mais enfin, il résulte pour moi de la considération des treize observations dans le cours desquelles il n'a été aperçu de pseudo-membranes dans le pharynx, ni pendant la vie, ni après la mort, qu'elles peuvent se développer exclusivement dans le larynx. Et l'on m'objecterait qu'il est possible que dans un certain nombre de cas les pseudo-membranes aient, pendant la vie, échappé aux observateurs, je répondrais qu'en admettant (chose que je ne fais qu'avec réserve, en raison du talent d'observation et de l'exactitude reconnue des médecins de qui je tiens mes renseignements) que quelquefois il en ait été ainsi, je me refuse à supposer qu'une pareille omission ait pu se reproduire dans tous les cas (13 fois), quand je vois les mêmes observateurs signaler tantôt la présence, tant t l'absence de concrétions pelliculaires.

Des 10 enfants trachéotomisés, chez un seulement existait à l'ouverture une pseudo-membrane dans les bronches. Peut-être plusieurs de ceux qui n'en présentaient plus à l'autopsie dans cette partie de l'arbre bronchique, en auraient-ils offert au moment de l'opération : mais on sait que les pseudo-membranes des voies aériennes disparaissent souvent un certain nombre de jours après le début de la maladie.

Pseudo-croups (1). — Enfin 5 cas de pseudo-croup ont été observés à l'hôpital des Enfants en 1838 : un en mars, un en oc-

---

(1) Je ne trouve dans les renseignements qui m'ont été fournis aucun autre cas de pseudo-croup, mais cela tient probablement à ce qu'on ne m'a communiqué le plus souvent que des faits de vrais croups. Quant aux premiers ils m'ont été signalés par M. le docteur Dugast : les malades présentaient les symptômes que M. Guersant a assignés à cette maladie.

tobre, un en novembre et deux en février ; ils se sont manifestés chez deux filles et trois garçons.

Maintenant que j'ai donné une analyse des croups sporadiques de l'hôpital des Enfants, il est temps d'étudier cette maladie revêtant la forme épidémique.

Mais d'abord y a-t-il eu véritablement épidémie de croup ? Je ne crains pas de répondre affirmativement à cette question. En effet, cette cruelle affection a régné d'une manière passagère, a présenté, comme je le démontrerai plus loin, une physionomie spéciale, et elle a attaqué un grand nombre d'individus. Peut-être trouvera-t-on que le chiffre de 36 cas, total des faits de croup observés en 1840 et au commencement de 1841 à l'hôpital des Enfants, est trop peu élevé pour justifier mes conclusions. Mais que les personnes qui croient que la proportion des maladies doit toujours augmenter démesurément dans le cours des épidémies me permettent de rapporter l'opinion d'un homme, dont le jugement en pareille matière doit peser d'un grand poids. « . . . . D'autres écrivains ont été plus loin et, sous prétexte que les épidémies croupales ne s'étendent qu'à un très petit nombre d'individus, ils ont refusé au croup tout caractère épidémique. Mais ici tout est relatif : sans doute une maladie, et on pourrait en citer plusieurs de ce genre, qui, bornée à son état sporadique ordinaire se multiplie déjà dans une grande proportion, a besoin d'attaquer une masse considérable d'individus pour constituer une véritable épidémie ; mais il n'en est pas de même d'une affection qui, comme le croup, se montre sporadiquement de loin en loin et frappe à peine à de longs intervalles quelques sujets isolés. Il suffit alors pour qu'on soit autorisé à lui donner le nom d'épidémie que, dans certaines circonstances et dans certains lieux, elle paraisse tout à coup avec une fréquence insolite. » (Royer-Collard, *Rapport sur le prix proposé pour le concours sur le croup*, 1808.)

Du croup à Paris et aux environs en 1840.

Du croup à Paris. — Non seulement cette maladie a été beaucoup plus fréquente qu'à l'ordinaire à l'hôpital des Enfants malades, mais elle a présenté la même particularité à l'hospice des Enfants-trouvés d'après M. Baron père ; il en a été de même en ville. M. Guersant père, mon excellent maître, m'a répété à plusieurs reprises, à l'époque où l'épidémie sévissait avec le plus de violence à l'hôpital des Enfants, qu'il voyait bien plus fréquemment le croup en ville que les années précédentes. MM. Blache, Guersant fils, Trousseau, ont aussi été frappés des cas nombreux de croup qu'ils ont rencontrés dans leur pratique. MM. Robert, Monod et Blandin ont fait plusieurs opérations de trachéotomie à Paris. Voici du reste le relevé mois par mois des cas de croup suivis de décès, qui ont été déclarés à l'administration centrale pendant les trois dernières années.

DÉSIGNATION des MOIS.	AN 1838.			AN 1839.			AN 1840.		
	Domiciles.	Hôpitaux.	Total.	Domiciles.	Hôpitaux.	Total.	Domiciles.	Hôpitaux.	Total.
Janvier..............	12	»	12	21	»	21	29	»	29
Février.............	16	1	20	17	1	18	28	»	28
Mars...............	19	1	15	25	»	25	35	1	36
Avril..............	13	2	15	29	»	29	31	»	31
Mai................	15	»	17	27	»	27	35	1	36
Juin...............	17	1	18	23	»	23	25	»	25
Juillet.............	13	»	13	26	1	27	26	»	26
Août...............	16	1	17	17	1	18	26	2	18
Septembre..........	15	»	15	20	»	20	22	1	23
Octobre............	20	2	22	19	»	19	22	1	23
Novembre...........	16	1	17	26	»	21	18	1	19
Décembre...........	15	1	16	36	3	39	39	8	47
	187	10	197	286	6	292	326	15	351

Total par année... 197   292   341

Total général..................... 830

Ce tableau (1) me suggère plusieurs remarques.

Il en résulte d'abord que les maladies, cause des décès dans les hôpitaux, sont indiquées fort inexactement, car rien qu'à l'hôpital des Enfants malades, 23 fois en 1840, l'ouverture des cadavres a prouvé l'existence du croup ; et, pour peu qu'à l'hospice des Enfants-Trouvés moitié autant de décès aient reconnu la même cause, c'est le chiffre 33 et non le chiffre 15 qui aurait dû se trouver sur le registre.

Il est probable aussi qu'en ville les déclarations de maladies sont entachées d'inexactitude, et que le chiffre 341 est de beaucoup au dessous de la vérité.

Du croup à Montmartre. — Mais ce n'est pas que dans la capitale que le croup s'est montré avec une fréquence insolite ; ayant appris de M. Trousseau que cette cruelle maladie avait régné à Montmartre, près de Paris, je m'y suis transporté, et j'ai obtenu de M. le docteur Loyseau les renseignements suivants :

Ce médecin exerce à Montmartre depuis sept ans, et voit à lui seul presque tous les malades de cette commune. Année moyenne, depuis 1834, il a eu à traiter trois croups caractérisés par l'aphonie, la suffocation, et l'expectoration de pseudo-membranes.

En 1840, il a soigné quatorze enfants malades du croup ; douze sont morts, dont deux, après avoir été trachéotomisés, deux ont guéris. Ils avaient expectoré des concrétions pelliculaires, et avaient été traités par les vomitifs. La maladie n'a coïncidé ni avec des bronchites, ni avec des exanthèmes ; elle a été accompagnée d'un grand nombre d'angines simples ; elles étaient trois fois environ plus nombreuses que d'ordinaire, et suivies pour la plupart d'engorgements rebelles des amygdales. Dans un certain nombre de cas, une angine pseudo-membraneuse a précédé le croup ou a coïncidé avec lui ; dans d'autres, il n'a été trouvé ni pendant la vie, ni après la mort, de traces de pseudo-membranes dans le pharynx.

____

(1) Extrait des registres de la préfecture de la Seine.

2

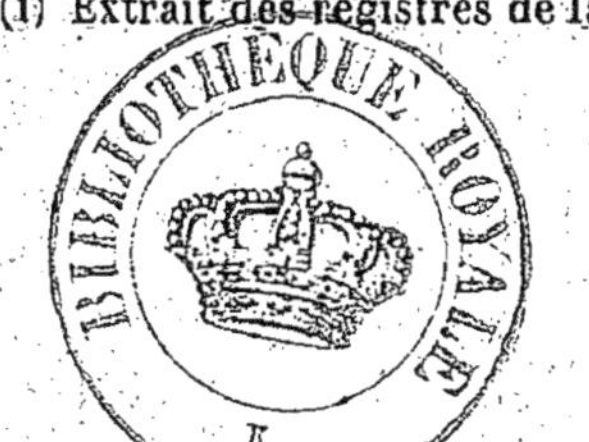

L'âge a varié de 2 à 5 ans. La maladie a sévi à peu près avec la même fréquence sur les garçons que sur les filles. Il y a eu contagion manifeste de l'angine pseudo-membraneuse dans deux cas. Une fois, M. Loyseau lui-même a failli être victime de son dévouement. Il a contracté une pharyngite couenneuse fort grave. Un garçon a présenté, trois jours après la mort de sa sœur(1), frappée de croup avec complication d'angine pseudo-membraneuse, des plaques de même nature sur les amygdales, puis de l'aphonie. Sa maladie a cédé à un traitement topique énergique. Pendant les trois derniers mois de l'année, la gravité des cas a paru diminuer un peu.

Depuis janvier (ces renseignements ont été recueillis en mars 1841), il ne s'est présenté qu'un seul cas de croup dans la pratique de M. Loyseau, et il n'a pas entendu dire qu'un seul autre fait analogue ait été observé à Montmartre pendant ces deux mois.

Ainsi tout s'accorde pour faire admettre qu'il a véritablement régné en 1840-41 une épidémie de croup à Paris et aux environs. Étudions-la actuellement d'après les observations qui ont été recueillies à l'hôpital des enfants.

Du croup à l'hôpital des Enfants en 1840.

Topographie.— L'hôpital des Enfants de Paris , fondé en 1802, et destiné à recevoir les individus des deux sexes, âgés de 2 à 15 ans, atteints de maladies aiguës médicales et chirurgicales, et d'affections spéciales (scrofules, gale, teigne), est placé à l'une des extrémités du faubourg Saint-Germain, entre un boulevart et deux larges rues, à une distance peu considérable de la Seine (moins d'un kilomètre), et presque au même niveau. Il est dans une position aérée, loin des rues encombrées d'habitants; mais son voisinage du fleuve, et surtout sa situation sur un terrain peu élevé, l'exposent à une certaine humidité. Les bâtiments qui renferment les salles, au moins ceux qui sont destinés aux maladies aiguës, sont entourés de

---

(1) Il est à noter que les deux enfants habitaient la même chambre.

cours plantées ou de jardins assez vastes. Le nombre total des lits destinés à toutes sortes d'affections est de cinq cent soixante, dont soixante-neuf pour la chirurgie.

Les salles destinées aux garçons atteints de maladies aiguës sont situées au premier étage, et au nombre de deux ; l'une contient des berceaux pour les jeunes enfants, et l'autre des lits pour les plus âgés. La première renferme huit berceaux ; la seconde, divisée en deux par une cloison incomplète, contient trente-cinq lits. Ceux-ci sont trop rapprochés en général, et les croisées descendent trop bas, de manière que, quand on les ouvre, l'air froid vient frapper directement sur des corps délicats et très facilement impressionnés par les variations brusques de température. Enfin, le chauffage est insuffisant, car, en hiver, la température ne s'élève guère au dessus de 9 à 10° centigrades, et souvent moins.

Les salles destinées aux filles sont au nombre de trois, et situées aussi au premier. Elles renferment soixante-un lits encore plus rapprochés que ceux des garçons ; la disposition des croisées est souvent vicieuse, et le chauffage est encore plus insuffisant ; car le thermomètre, en hiver, n'atteint souvent pas plus de 7° centigrades, ce qui tient à la disproportion qui existe entre la grandeur des salles et la petitesse des poêles.

La division de chirurgie renferme soixante-neuf malades. La salle des filles, la moins considérable, placée au rez de chaussée, est très humide et très froide ; celle des garçons est située au premier. Ces salles sont en grande partie exposées au levant.

Le nombre des réceptions est en moyenne de 3,600, et la mortalité d'environ 1 sur 5 à 1 sur 6.

Développement et marche de la maladie. — Premier trimestre.

Pendant les mois de janvier et de février 1840, qui ne furent pas aussi froids qu'à l'ordinaire, (la moyenne ayant été pour jan-

vier ([1]) maximum + 6, 2, minimum + 5, 7; pour février, maximum + 6, 6, minimum + 0, 6), il ne s'est présenté à l'hôpital
aucun cas de croup. C'est au mois de mars que la maladie a débuté. Ce mois a été froid, le vent de nord-est a dominé, et la
température s'est maintenue plus basse que l'année précédente
(la moyenne du minimum de chaque jour ayant été + 0, 3). Cette
différence a dû être d'autant plus sensible que janvier et février
avaient offert une température plus douce qu'à l'ordinaire et
qu'il avait très peu gelé pendant cette période.

Je place ici ma première observation de croup, quoique fort
incomplète, parce que c'est le seul cas qui se soit présenté à
l'hôpital pendant le premier trimestre de l'année.

Obs. I ([2]). — *3 ans, fille, accès de suffocation, vomitif, guérison apparente ; le lendemain second accès, asphyxie imminente, trachéotomie, mort quatre heures après. A l'autopsie,
fausse membrane dans la trachée et une des bronches.*

En mars 1840, entre, salle de médecine de l'Hôpital des Enfants,
une fille de 3 ans.

Elle est née à Paris et elle y habite. Elle est ordinairement rose et
fraîche, grasse ; sa constitution est forte.

Elle a eu la veille un accès de suffocation, un vomitif l'a débar-
rassée complètement ; mais le lendemain un nouvel accès de dyspnée se manifestant, la malade entre à l'hôpital.

Elle y arrive à neuf heures du matin, affaissée, ne parlant plus,
dans un état de demi-asphyxie ; à onze heures la trachéotomie est
pratiquée ; une canule de diamètre ordinaire est introduite ; soulagement immédiat, mais l'affaissement reparaît plus profond et la
malade meurt à trois heures du soir.

A l'ouverture, fausse membrane assez étendue dans la trachée-artère et une des bronches, le larynx ne renferme qu'un mucus épais,
les deux poumons sont splénisés en arrière, les bronches contiennent un mucus épais, surtout à leurs extrémités.

Cette observation présente de l'intérêt par cette particularité
que l'accès de suffocation éprouvé par le malade la veille de

---

(1) D'après mes propres observations contrôlées par celles de l'observatoire royal.
(2) Communiquée.

son entrée, cède complètement à l'administration d'un vomitif. Le nouvel accès du lendemain n'est qu'interrompu momentanément par l'opération, et la mort arrive.

Il est probable que l'émétique avait déterminé l'expulsion de la pellicule couenneuse placée dans le larynx ; mais qu'il s'en est développé une nouvelle dans la trachée et dans l'une des bronches. Évidemment dans ces conditions la trachéotomie ne pouvait réussir, et il est à regretter qu'elle a été faite ; car, une opération pratiquée dans des circonstances aussi défavorables, doit compromettre une méthode de traitement qui, dans d'autres occasions plus heureusement choisies, a obtenu de brillants succès. Ceci tient au peu de certitude du diagnostic. La science ne possède pas de signes certains pour reconnaître s'il existe ou non des fausses membranes dans les voies aériennes ; comment aurait-on pu dans le cas actuel préciser exactement le siège qu'elles occupaient.

Les maladies régnantes à l'hôpital des Enfants pendant ce trimestre n'ont rien présenté de remarquable. Les exanthèmes n'ont pas été nombreux, et en raison de la douceur de la température, les affections catarrhales, les pneumonies ou pleurésies n'ont pas été communes ; il en a été de même des angines simples ou pseudo-membraneuses.

Deuxième trimestre.

Pendant le trimestre d'avril, mai et juin, quatre cas de croup se sont présentés.

Sous le rapport de la température, du baromètre et des vents, il a existé peu de différence entre le deuxième trimestre de 1840 et le correspondant 1839, de même qu'entre mars, dernier mois du premier trimestre, et avril, premier du second, il n'y a eu que des nuances peu tranchées. Seulement la pluie a été beaucoup plus abondante en avril qu'en mars : mais, en général, il en est ainsi à cette époque de l'année ($+$ 12, 7 en avril au lieu de $+$ 3, 4 en mars, moyenne de la pluie mesurée à l'Observatoire en centimètres).

C'est pendant ce trimestre qu'a eu lieu la mortalité la plus grande de 1840, car nous avons eu à enregistrer un décès sur deux entrées et un tiers environ. Les maladies régnantes pendant ces trois mois ont été surtout des pneumonies lobaires et lobulaires en général graves, des bronchites, des exanthèmes, et parmi eux dans une proportion considérable, des rougeoles, maladie qui, comme on sait, s'accompagne le plus souvent d'une phlegmasie de la muqueuse des voies aériennes.

Il ne s'est pas présenté un seul cas d'angine simple ; mais en revanche quatre angines pseudo-membraneuses ont été observées, et, chose digne d'être signalée, les quatre croups de cette période ont été précédés d'angine pseudo-membraneuse, complication qui a été beaucoup moins commune pendant les mois suivants.

Ainsi la constitution médicale du mois d'avril a été essentiellement catarrhale avec tendance à la production de pseudo-membranes dans le pharynx et les voies aériennes.

Quatre enfants ont été admis dans les salles pour le croup, trois filles et un garçon ; deux filles se sont présentées en avril, deux en mai.

Le début chez les quatre malades a eu lieu hors de l'hôpital, et j'insiste sur ce point, parce que nous verrons bientôt que pendant le dernier trimestre de l'année, à l'époque où les croups sont devenus très nombreux, presque tous au lieu de débuter en ville, comme ceux-ci, ont commencé à l'hôpital même.

Le premier cas (¹) s'est présenté dans les premiers jours d'avril(²). La malade est arrivée presque morte à l'hôpital, et, par une préoccupation très-louable, la personne qui l'a reçue s'est occupée de la soulager avant de recueillir l'histoire de ses antécédents, de sorte que ceux-ci n'ont pu être rapportés que fort incomplètement.

L'examen des parties a fait voir un exemple de sécrétion pseudo-membraneuse, curieuse par sa généralité. D'une part, le pharynx,

______

(1) Obs. n. 2.

(2) Je ne donne ici pour ainsi dire que le titre des observations, je rapporterai plus tard avec détail quelques unes des plus intéressantes.

l'œsophage et l'estomac ; de l'autre, les voies aériennes, depuis l'épiglotte jusqu'à l'extrémité des bronches, étaient tapissées par une concrétion blanchâtre assez dense (1) et intimément adhérente à la muqueuse sauf dans les ramifications bronchiques.

Quelques jours après, du 10 au 15, se présente la seconde malade (¹).

A son entrée elle est au troisième jour du début, l'asphyxie est déjà imminente. La trachéotomie est pratiquée sans délai ; mais la pauvre enfant succombe en quatre heures après une amélioration passagère.

L'ouverture montre que la trachée est tapissée par une pseudo-membrane qui s'étend, d'un côté, jusque dans une bronche, et de l'autre jusqu'aux amygdales, en revêtant tout le larynx.

Le 2 mai, le croup se manifeste chez le troisième enfant (²) le seul garçon de cette série. La veille la température avait varié notablement (de 11°), le jour même elle varie de 15° sans être très froide cependant. Mais quelle valeur puis-je attacher à ce phénomène comme cause du croup, quand je vois du 12 au 21 des variations plus étendues, sans qu'il se soit présenté à l'hôpital des Enfants d'autre cas de croup pendant ce laps de temps ? Le vent qui régnait le 2 était le nord-est, il est vrai, vent froid et sec, mais nous verrons dans un instant que le 21 débutera un croup aussi grave que celui-ci, sous l'influence d'un vent de nord-ouest, vent froid et humide, et plus tard, en novembre, nous aurons pendant le règne du sud-ouest, vent chaud et humide, plusieurs affections croupales à enregistrer. Quoi qu'il en soit, voici ce qui fut observé.

L'enfant en question éprouve d'abord les symptômes d'une angine pseudo-membraneuse. Au bout de six jours de fièvre, il entre à l'hôpital avec une maladie qui offre tous les caractères du croup, et il meurt deux jours après en dépit des vomitifs et des sangsues.

Les amygdales, le larynx, la trachée, les bronches, à leur origine, renferment des pseudo-membranes, les poumons sont hépatisés au deuxième degré en arrière et en bas sous forme lobulaire.

Le quatrième cas s'est présenté à la fin de mai (⁵).

____

(1) Obs. n. 3. — (2) Obs. n. 4. — (3) Obs. n. 5.

Une fille de 5 ans, d'une bonne santé habituelle, mais délicate, s'expose à un grand vent le 17 mai, et contracte une angine. La fièvre s'allume, la maladie fait des progrès et le 21 mai débute le croup. Le 26, à l'entrée, la malade offre tous les caractères de cette terrible affection, elle meurt le même jour.

L'ouverture fait voir des pseudo-membranes dans le pharynx, le larynx, la trachée et les principales ramifications bronchiques ; de plus, les ventricules laryngés présentent un grand nombre de petites ulcérations arrondies qui existent aussi dans quelques autres parties du larynx. La fausse membrane flotte dans les dernières ramifications des bronches. Quelques noyaux d'hépatisation lobulaire existent dans le poumon gauche.

Troisième trimestre.

Pendant le troisième trimestre de l'année, formé par les mois de juillet, août et septembre, quatre cas de croup se sont présentés, savoir : un en juillet, un en août, et deux en septembre [1]. La mortalité générale a été beaucoup moindre que pendant le trimestre précédent, car il n'y a eu qu'un décès sur quatre entrées et un cinquième.

Les observations météorologiques faites pendant le trimestre ont donné les résultats suivants :

	JUILLET [2].	AOUT [3].	SEPTEMB. [4].
Température.	Maximum + 22,7 Minimum + 12,0 Max. des var. en 24 h. 17	+ 25,2 + 14,3 17	+ 18,7 + 11,0 16
Variat. bar.	Moyennes.	Moyenne.	De 0,730 à 0,760 m
Pluie	Presque constante.	Abondante.	Moins abond.
Quantité d'eau tombée.	0,178 mètre.	0,198 m.	14,65 m.
Beaux jours.	Rares.	Quelques uns.	Quelques uns.
Vents dominants.	Sud et Ouest.	Nord et Ouest.	Ouest et Sud.

Les maladies régnantes ont été encore des exanthèmes ; mais

____

(1) Chez les filles et les garçons.

(2) Le mois de juillet 1839 a présenté à peu près les mêmes résultats.

(3) En août 1839 la pluie avait été peu abondante. Sous les autres rapports peu de différence.

(4) En septembre 1839 température un peu moins élevée, peu de différence sous les autres rapports.

les rougeoles ont diminué, tandis que la quantité des varioles et des scarlatines est devenue beaucoup plus considérable.

Les pneumonies ont été réduites à 16, et les bronchites à une seule. On n'a observé que deux angines simples et quatre pseudo-membraneuses. Les affections gastro-intestinales n'ont pas été plus nombreuses que dans les trimestres précédents. Une fois il est survenu, dans le cours d'une fièvre typhoïde, une laryngite pseudo-membraneuse mortelle.

Le premier cas de croup qui se présenta pendant cette période fut observé le 31 juillet chez un garçon atteint d'une péritonite tuberculeuse et d'une phthisie au début. Une angine couenneuse se développe chez lui, puis survient le croup, qui l'enlève rapidement, malgré un traitement actif.

L'ouverture montre les traces d'une angine et d'une laryngotrachéite pseudo-membraneuse.

Le 26 août débute le second cas chez un garçon.

L'examen très attentif de l'arrière-bouche auquel je me suis livré, me permet d'affirmer qu'à l'époque où il est entré à l'hôpital il ne présentait ni pseudo-membrane sur les amygdales, ni même de traces de rougeur à l'isthme du gosier. La trachéotomie ne peut prolonger sa vie que de quatre-vingt-quatre heures. Il meurt avec une pneumonie double et sans fausses membranes dans les voies aériennes.

C'est le 1er septembre que se manifestent l'enrouement, la raucité de la toux et les autres symptômes du croup chez notre troisième malade. Ces accidents apparaissent pendant le cours d'une fièvre typhoïde grave, compliquée de pneumonie. Tout traitement devait échouer contre cette coalition funeste, aussi la malade succomba-t-elle rapidement et l'ouverture montra, outre la pseudo-membrane, des ulcérations du larynx avec collections purulentes disséminées, sans parler des lésions propres à l'affection typhoïde, ni d'une pneumonie double, moitié ancienne, moitié récente.

Enfin le quatrième cas est observé le 28 août chez un enfant qui venait d'être atteint d'une variole confluente. Les pustules ne se développent qu'incomplètement, la fièvre persiste, la respiration s'accélère, et le malade meurt rapidement avec une pseudo-membrane dans le larynx et la trachée, et une pneumonie double.

Quatrième trimestre.

C'est pendant les trois derniers mois de l'année 1840 que la nature épidémique du croup s'est montrée dans toute son évidence. 16 cas ont été observés à l'hôpital des Enfants pendant cette période, chiffre remarquable si on le compare au nombre 25 qui représente à peu près le total des croups de 1834 à 1839, c'est à dire pendant six ans.

En effet, si la maladie avait pendant ce laps de temps présenté la même fréquence que pendant les trois mois de 1840, au lieu de 26 croups, c'est 384 qui auraient été observés; différence énorme et qui frappe au premier abord. 5 fois la maladie s'est manifestée en octobre, 6 fois en novembre, 6 en décembre.

Voici le résultat des observations météorologiques faites pendant les trois mois.

	OCTOBRE (1).	NOVEMBRE (2).	DÉCEMB. (3).
Température	Maximum + 13, 1 Minimum + 5, 8 Variation. 13	Humide d'abord, puis froide. 10.	0,0 — 4, 7. limitées.
Variat. bar.	De 7 30 à 7 50 7 30	De 719 à 757.	Assez fortes.
Pluie.	Presque contin. la deuxième quinzaine.	Abondante jusqu'au 21.	Peu. Abondante.
Quantité d'eau tombée.	+ 9, 5.	8, 11.	12,3
Beaux jours	Assez fréquents.	A la fin du mois.	Fréquents.
Vents.	N. et O.	O. et S	N. et N. O.

Quant aux affections régnantes, en octobre 1840, les varioles sont communes chez les filles, plus encore chez les garçons (4).

Les rougeoles et les scarlatines continuent à se montrer assez

---

(1) En octobre 1339, variations thermométriques plus étendues : 15° ; variations barométriques moins considérables ; ciel à peu près également, serein et orageux. Vents : N. et E. (pas de croup).

(2) En novembre 1839, à peu près le même état atmosphérique ; seulement, variations barométriques beaucoup moins étendues (pas de croup).

(3) En décembre 1839, température beaucoup plus douce : maximum + 7,8 ; minimum + 3,5. Vents : S. et O. (pas de croup).

(4) Les varioles et les croups sont les seules maladies sur lesquelles j'ai

fréquemment. Sur 5 croups, 3 se développent à la suite de variole, de rougeole ou de scarlatine. Les pneumonies restent fréquentes et plus graves que pendant le mois précédent ; (la moitié des malades qui en sont atteints succombe, le quart seulement avait péri dans le 3e trimestre). Un nombre considérable de bronchites se manifeste aussi.

En novembre et en décembre, mêmes maladies ; seulement les exanthèmes perdent considérablement de leur fréquence. Pendant les trois mois il s'est montré peu d'angines simples ou pseudo-membraneuses. Quelques fièvres typhoïdes légères, plusieurs gangrènes spontanées de la vulve ou de la bouche, une seule observée sur le derme dénudé par un vésicatoire, et guérie rapidement par le quinquina ; voilà en somme les principales maladies qui se sont présentées.

Quant à la mortalité elle a été moins forte que pendant le trimestre précédent, 1 décès sur 3 entrées. 1/10.

C'est le 2 octobre que débute le premier cas du trimestre, chez une jeune fille (1) qui vient d'avoir la rougeole. La coqueluche et une pneumonie se declarent chez elle, la scarlatine se manifeste presque aussitôt, la voix prend un caractère rauque, une dyspnée effrayante s'ajoute à ces symptômes, et le malade succombe rapidement. A l'ouverture, pseudo-membrane dans le larynx et dans la trachée ; hépatisation partielle des deux poumons. Ainsi, rougeole, coqueluche, pneumonie, scarlatine, croup ! Quelle réunion fatale ! La pauvre enfant ne pouvait résister à ces causes de destruction.

Huit jours après le 10 (2), une fille de quatre ans et demi souvent enrhumée, éprouve de l'enrouement après deux jours de malaise. Le 12, surviennent un accès de suffocation la nuit, et trois pendant le jour, un à dix heures du matin, un à deux heures après midi, et un à cinq heures du soir. Ils ne durent que cinq minutes ; ils sont très violents.

Un traitement compliqué, sangsues, calomel, tartre stibié, vési-

---

pu, pendant ce trimestre, avoir des renseignements exacts dans le service des garçons, je les dois à M. Grénier. Tout ce que je dis des autres maladies telles que pneumonies, scarlatines, ne s'applique qu'aux filles dont j'ai pris exactement toutes les observations.

(1) Obs. n. 10. — (2) Obs. n. 11.

catoires aux cuisses, est employé sans succès. La fièvre persiste, les fausses membranes ne peuvent être détachées et expectorées la malade meurt le cinquième jour.

Rien au pharynx, pseudo-membrane dans le larynx, la trachée et la bronche droite; pas de pneumonie.

Cette observation, qui présente une grande simplicité, puisqu'elle nous montre le croup se développant seul chez un enfant bien portant, est remarquable par les accès de suffocation qu'a présentés la malade. Comment expliquer qu'une lésion restant la même ou augmentant progressivement, ait pu se révéler par des accidents présentant la forme d'accès, et dans l'intervalle desquels l'appareil effrayant des symptômes disparaissait tout entier. Je ne prétends pas donner l'explication de ces singuliers phénomènes. Je dis seulement qu'il faut chercher ailleurs que dans les modifications qu'aurait subies la fausse membrane la cause de ces intermittences.

Le 23 octobre (¹), à l'époque où les exanthèmes sont les plus graves et les plus nombreux, le croup débute chez une fille de six ans entrée à l'hôpital pour une anasarque, suite de scarlatine. A son arrivée, la peau est encore en desquamation, une pneumonie s'est déclarée à droite. Les symptômes du croup sont des plus évidents; la malade expectore des pseudo-membranes et meurt.

A l'ouverture il n'existe plus de pellicule couenneuse que sur les amygdales, l'isthme du gosier et la trachée. Le larynx n'offre plus qu'un épaississement de la muqueuse qui est comme chagrinée. Les poumons présentent des traces d'inflammation aiguë entée sur une inflammation chronique.

Est-ce à la scarlatine qu'on peut raisonnablement attribuer le développement de ce croup ? On sait que cet exanthème s'accompagne à peu près constamment d'une injection vive de la muqueuse pharyngienne; cette irritation a-t-elle prédisposé à la sécrétion d'une pseudo-membrane, ou bien est-ce par suite de la phlegmasie du parenchyme pulmonaire que la muqueuse des voies respiratoires s'est revêtue d'une pellicule couenneuse? Pour moi l'influence de la scarlatine est probable, si j'en juge par

____

(1) Obs. n. 12.

analogie avec celle qu'a manifestement exercée la variole dans les circonstances analogues. Quant à la pneumonie, elle doit être mise hors de cause, elle se montre si fréquemment sans être suivie de croup qu'il est difficile d'admettre que dans ce cas, elle ait contribué à sa production. — Mais à cette époque, la maladie régnante ne se développe pas seulement chez les enfants qui ont été admis à l'hôpital pour des affections aiguës, elle se montre aussi dans la salle de chirurgie et dans celle des teigneux, choisissant ses victimes parmi des sujets bien constitués et jouissant d'une santé générale parfaite. Pendant les mois précédents elle n'avait guère été observée que chez des enfants qui l'avaient contractée en ville, en novembre et décembre, presque toujours le croup se manifeste à l'hôpital, frappant des enfants assez âgés (de 10, 11 et 12 ans), qu'ils aient des maladies graves ou des indispositions légères, mais sévissant plus particulièrement sur les variolés chez lesquels cette complication a toujours été mortelle.

Le 26 octobre un bel enfant placé dans la salle des teigneux est pris d'enrouement et de toux avec fièvre, assoupissement. On n'entend pas chez lui le murmure vésiculaire; mais du râle sous-crépitant à grosses bulles. Cinq centigrammes de tartre stibié sont administrés à plusieurs reprises, l'enfant vomit une matière visqueuse, tenace, offrant les caractères d'une pseudo-membrane commençante. Aussitôt la raucité de la voix disparaît, la toux persiste encore deux jours, puis l'enfant guérit complètement.

Peu après, le 8 novembre (¹), et je rapproche à dessein ces deux faits à cause des circonstances analogues dans lesquelles ils se sont développés, un garçon de onze ans, affecté de la pierre et en traitement pour cette maladie, est pris tout à coup, après un refroidissement de pieds, d'une aphonie complète. Celle-ci persiste cinq jours, puis la fièvre survient, des accès de suffocation se manifestent et le malade meurt. Le larynx et la trachée sont criblés d'ulcérations comme le colon dans la dysenterie ancienne; quelques rudiments de pseudo-membranes existent dans les bronches. Les poumons sont en partie hépatisés au deuxième degré.

---

(1) Obs. n. 13. — (2) Obs. n. 15.

Voilà encore un croup qui se développe chez un garçon fort bien constitué, et placé dans de bonnes conditions hygiéniques. Le froid de pieds n'a été ici que la cause occasionnelle. Dans le fait suivant qui s'est encore présenté à l'hôpital (1) à la suite de variole, celle-ci me paraît avoir été la cause prédisposante de la maladie.

C'est huit jours après la dessication des pustules que l'aphonie se manifeste, elle s'accompagne de fièvre et de dyspnée, aucun traitement n'est employé : la mort survient. Les voies aériennes sont tapissées par une couche pseudo-membraneuse épaisse, dense. La muqueuse n'offre du reste au-dessous d'elle aucune trace de pustules varioliques.

Le 10, nouveau cas de croup (2). Il succède à une angine pseudo-membraneuse qui paraissait bénigne, et qui comme telle, avait été traitée par les émollients. Par cette médication insuffisante, on laisse à la maladie tout loisir pour descendre vers l'épiglotte ; puis quand elle s'est frayé un chemin jusqu'aux cordes vocales, quand l'aphonie s'est manifestée, on s'aperçoit, mais trop tard, de la nature du mal ; la suffocation se manifeste et l'enfant meurt. La fausse membrane n'existait plus dans le pharynx, elle était descendue du larynx jusqu'à moitié de la trachée.

Rien ne peut mieux faire ressortir l'importance des préceptes de M. Bretonneau sur l'utilité d'un traitement actif de l'angine pseudo-membraneuse que ce fait déplorable. La phlegmasie diphtérique n'a-t-elle pas donné tout le temps nécessaire pour qu'on l'arrêtât dans sa marche, avant qu'arrivée aux voies aériennes elle entraînât presque nécessairement la mort ?

Il est probable qu'une cautérisation convenablement appliquée aurait enrayé la marche de la maladie. — De tels faits, s'ils sont douloureux à enregistrer, ont aussi un avantage, c'est d'eveiller l'attention souvent endormie du praticien sur les dangers terribles d'une temporisation trop prolongée dans les cas analogues.

Personne, comme on le voit, ne rend plus que moi justice aux vues ingénieuses du médecin en chef de l'hôpital de Tours ;

____

(1) Obs. n. 16. — (2) Obs. n. 17.

mais je tiens à rester dans les limites du vrai. C'est pour cela que j'ai avancé que le croup peut débuter par le larynx, la trachée ou les bronches, sans angine pseudo-membraneuse antécédente. J'en ai cité jusqu'ici des preuves nombreuses, le fait suivant vient encore à l'appui.

Le 10 novembre (1), chez une fille de 3 ans, convalescente depuis deux jours d'une varioloïde confluente, débute une toux rauque avec dyspnée, mais *sans altération de la voix*. Au niveau de la trachée on entend un bruit rude pendant l'inspiration et l'expiration ; une fièvre ardente accompagne ces symptomes. Un vomitif détermine l'expectoration de pseudo-membranes qui ont la forme des bronches moyennes. L'enfant quitte l'hôpital le treizième jour malgré les avis du médecin ; on la ramène le lendemain la voix éteinte, bientôt elle expectore une fausse membrane qui provient manifestement de la trachée-artère ; la dyspnée augmente, et elle meurt le dix-huitième jour.

Il n'existe plus, à l'ouverture, de pseudo-membranes dans aucun point, mais la muqueuse des voies aériennes est épaissie et injectée. Les deux poumons présentent des noyaux d'hépatisation rouge.

Cette observation est extrêmement remarquable par sa marche, qui rappelle tout à fait celle que suivaient les affections croupales dans l'épidémie décrite à Paris en 1828, par M. Deville.

On suit parfaitement dans ce cas la progression de la fausse membrane, depuis les bronches moyennes jusqu'au larynx. Et encore ce n'est qu'à une période avancée de la maladie, au onzième jour, que la raucité de la voix a débuté. Il semble d'après cela que la pellicule couenneuse (et cela se conçoit d'après le plus long trajet qu'elle doit parcourir), mette plus de temps pour venir des bronches au larynx, que pour y arriver de l'isthme du gosier. Du reste, cette forme de croup ne paraît pas aussi grave que celle qui est caractérisée par une exsudation brusque de lymphe plastique dans le larynx. En effet, la période pendant laquelle la pseudo-membrane reste bornée à une partie des bronches, permet à l'art d'arrêter, jusqu'à un certain point, ses progrès.

____

(1) Obs. n. 18.

L'enfant était presque guérie quant elle a quitté l'hôpital, et il est à présumer, d'après l'état dans lequel elle se trouvait au moment de son départ, qu'elle aurait recouvré complètement la santé si elle y était restée.

Dix jours plus tard, le 20 novembre[1], nouveau croup à la suite de variole chez un garçon de 8 à 9 ans. Il débute aussi à la période de desquamation, le larynx, la trachée et les bronches grosses et moyennes présentent les lésions habituelles.

Le 23 novembre une fille[2] de 4 ans, atteinte d'une fracture au bras gauche et couchée depuis quinze jours dans une salle humide et malsaine, est prise de dyspnée et de toux, celle-ci devient rauque, le timbre de la voix s'altère, la respiration s'accompagne de sifflement. En même-temps les amygdales examinées présentent des plaques pseudo-membraneuses peu adhérentes et minces. La fièvre s'allume. La respiration est masquée par un rhonchus grave. On touche les amygdales à plusieurs reprises avec de l'acide citrique pur, et on employe un traitement antiphlogistique peu actif. La malade ne vomit pas, et n'expectore pas de pseudo-membranes. Au bout de trois jours, la voix perd sa raucité, la fièvre diminue, les amygdales se nettoyent et la malade entre en convalescence.

La malade n'a pas expectoré de pseudo-membranes, il est vrai, mais elle a présenté des symptômes qu'il me paraît difficile de ne pas rapporter à la présence, dans le larynx, d'une pellicule couenneuse mince, peu adhérente, analogue à celle qui recouvrait les amygdales.

Au reste, je laisse le lecteur libre d'admettre ce fait comme un cas de croup, ou de le rejeter.

Cette petite fille, de même que le garçon atteint de teigne, qui, comme je l'ai rapporté plus haut, a guéri du croup, n'était à l'hôpital que pour une affection spéciale. Il semble, que dans sa marche meurtrière, le croup les ait seulement effleurés en passant; comme on voit dans les épidémies de variole la maladie dominante se signaler chez quelques individus, par une éruption discrète, sans fièvre, et toujours bénigne.

____

(1) Obs. n. 13. — (2) Obs. n. 20. — (3) Obs. n. 21

En décembre, le 2 (¹), une enfant traitée en chirurgie pour une brûlure du bras est atteinte des symptômes caractéristiques de la maladie régnante; en même temps, sa plaie se couvre d'une couche couenneuse, elle meurt.

A l'ouverture, le larynx et la trachée sont tapissés par une pseudo-membrane organisée vasculaire.

Vers le 10 (²) encore, une variole confluente à la période de desquamation est suivie d'aphonie, de suffocation et de mort. L'examen des parties montre les mêmes lésions que dans le fait précédent.

Deux jours après (³), le 12, un garçon de 4 ans et demi est pris, sans cause connue, d'aphonie, de dyspnée et de toux rauque. Le 15, on l'amène tout violet, la trachéotomie est pratiquée sans succès, et il meurt cinq jours après le début. Le larynx, la trachée et les grosses bronches renferment des pseudo-membranes. Les deux poumons sont fort engoués.

Le 15 aussi (⁴), nouveau début de croup chez une fille de 3 ans, enrhumée depuis huit jours, et tombée malade hors de l'hôpital. A son entrée elle présente les signes ordinaires de la maladie régnante, plus une pneumonie du côté gauche. Elle meurt trente-huit heures après le commencement de la maladie. Les amygdales, à l'ouverture, sont tapissées de plaques pseudo-membraneuses. Le larynx, la trachée et les bronches droites présentent la couche couenneuse habituelle. De plus, pneumonie double, très étendue à gauche.

Le 20 décembre se manifeste le dernier croup de l'année 1840 (4) chez une fille de 3 ans d'une bonne santé habituelle. Après huit jours de toux, elle éprouve de la suffocation et de l'aphonie, la trachéotomie est pratiquée par M. C. Baron, une amélioration se manifeste d'abord, mais bientôt se développe une scarlatine; l'asphyxie commence, et la malade meurt. A l'ouverture, il n'existe plus que des ulcérations profondes du larynx et de la trachée, de l'épaississement et une dilatation partielle des bronches. Il n'existe plus de pseudo-membranes, la malade en avait expectoré pendant la vie. En outre on trouve une pneumonie double peu étendue.

Marche et développement du croup en 1841 (⁵).

Le programme qui m'était imposé par la Faculté de méde-

______

(1) Obs. n. 22. — (2) Obs. n. 23. — (3) Obs. n. 24. — (4) Obs. n. 25.
(5) Je ne saurais trop remercier M. le docteur Becquerel, mon excel-

3

cine, me permettait de m'arrêter à la fin de l'année 1840, mais comme les maladies ne s'accommodent pas de ces limites factices, j'ai pensé qu'il serait utile de présenter ici un résumé rapide des cas de croup qui ont été observés à l'hôpital des enfants pendant les cinq premiers mois de 1841.

Les observations météorologiques de cette année, comparées à celles de 1839 et 1840, n'ont rien présenté de bien remarquable. Cependant en mai les pluies ont été abondantes, et vers le 20 avril les chaleurs sont devenues très fortes. Un froid assez vif leur a succédé.

Les maladies ont offert pendant cette période un caractère spécial. Ainsi, un grand nombre d'angines pseudo-membraneuses et de gangrènes des amygdales ou de surfaces dénudées de la peau, se sont montrées surtout au mois de mai. Le croup a continué sa marche; mais toujours il s'est manifesté en même temps que la diphtérite pharyngienne ou à la suite de cette maladie. Jamais il n'a débuté d'emblée, comme cela était arrivé les mois précédents.

Les affections qui ont régné à cette époque ont présenté une particularité remarquable, leur rareté. Les exanthèmes surtout ont été bien moins fréquents qu'à l'ordinaire. Il semble que le génie morbide se soit épuisé à produire les gangrènes et les croups, et qu'il ait été impuissant à faire naître d'autres maladies.

En janvier, le 11, un garçon de 10 ans, affecté d'une gangrène de la verge, est pris d'angine pseudo-membraneuse. L'acide chlorhydrique appliqué pur sur les amygdales ne peut enrayer la maladie, il meurt le deuxième jour de l'invasion. A l'ouverture, pseudo-membranes dans le pharynx et une des bronches, gangrène des amygdales.

En février, chez un garçon de 14 ans, gangrène de la verge à la suite de la taille, angine pseudo-membraneuse, gangrène du voile du palais, croup; acide chlorhydrique appliqué comme topique; mort. A l'ouverture, pseudo-membranes dans le pharynx, le larynx, la trachée, traces d'hémorrhagie pulmonaire.

<hr>

lent collègue, de l'obligeance avec laquelle il a bien voulu me fournir sur ce sujet les renseignements qu'il avait recueillis lui-même.

Le 19 du même mois, enfant de 7 ans, angine pseudo-membraneuse, puis croup; trachéotomie. Mort le même jour.

A peu près à la même époque, un vésicatoire se gangrène chez un enfant de 11 ans. Il meurt avec une pneumonie étendue, mais sans croup.

En mars, le 6, fille de 4 ans, angine pseudo-membraneuse, croup; trachéotomie. Mort six jours après.

Vers le même temps, garçon de 7 ans, angine pseudo-membraneuse, croup; mort. — 11 ans, garçon, même maladie et même terminaison, malgré la trachéotomie.

En avril, la gangrène continue de sévir concurremment avec l'angine pseudo-membraneuse. Trois enfants succombent au croup.

Chez une fille de 10 ans, à la suite de rougeole, angine couenneuse, puis croup; mort. Pseudo-membrane dans le larynx.

Chez un garçon de 6 ans, même maladie, mais sans rougeole précédente; trachéotomie. Mort le soir. A l'ouverture, lésions caractéristiques du croup.

Chez un garçon de 13 ans, mort à la suite d'une angine pseudo-membraneuse, pellicules blanchâtres dans la trachée et le pharynx; les amygdales sont gangrénées.

Plus tard, l'aphonie, la suffocation, se développent chez un enfant de 5 ans, souffrant d'une angine couenneuse; il meurt asphyxié. A l'ouverture, pas de lésions caractéristiques du croup, mais elles avaient pu disparaître dans les derniers jours de la maladie.

Dans deux autres cas, une affection gangréneuse détermine aussi la mort. Chez l'une des malades, un vésicatoire appliqué pour une bronchite se gangrène, la luette et les amygdales éprouvent la même altération, et la malade meurt. Chez l'autre, un vésicatoire placé sur le thorax est envahi par la mortification, qui s'étend rapidement et entraîne une terminaison fatale. L'examen des organes montre des hémorrhagies dans presque tous les viscères.

Mais c'est en mai surtout que l'épidémie revêt un caractère gangréneux des plus tranchés; le croup n'apparaît plus que sur le second plan. Une simple dénudation de la peau, comme celle que produit un vésicatoire, une légère rubéfaction de son tissu déterminée par un sinapisme, sont immédiatement suivies d'une horrible gangrène qui envahit les parties avec une rapidité effrayante et ne s'arrête qu'avec la vie. C'est aux approches du 10 mai que se développe tout à coup et se généralise cette influence destructive. Dix fois la gangrène se montre; dix fois elle fait une victime. Le plus souvent, en même temps que les vésicatoires se couvrent d'une eschare, le pharynx se revêt d'une pseudo-membrane, et les amygdales ramollies finissent par se sphacéler.

Deux fois seulement le croup se montre pendant cette période.

Chez un garçon de 10 ans, le 4 mai, des plaques couenneuses se manifestent sur le pharynx, la voix s'enroue, et le malade meurt le sixième jour du début de l'angine. A l'examen anatomique, le pharynx renferme comme le larynx des pellicules couenneuses, et les amygdales sont gangrénées.

Le 18 mai, une angine pseudo-membraneuse se manifeste chez une fille de 6 ans; le croup la suit de près, et la malade meurt le huitième jour de l'invasion de l'angine. Le cadavre montre une pseudo-membrane dans toute l'étendue du larynx.

A dater du 18 mai jusqu'au 15 juillet, trois nouveaux cas de coup se sont montrés, l'un des enfants a guéri sans trachéotomie, les deux autres sont morts [1].

Après avoir suivi pas à pas le croup épidémique dans sa marche et son développement, il me reste à tracer son histoire; c'est ce que je vais entreprendre dans la seconde partie de ce travail.

Espèces et variétés.

Tous les croups que j'ai observés peuvent être rattachés à deux grandes divisions : 1° croups primitifs; 2° croups consécutifs.

Première division. — Croups simples ou primitifs.

J'entends par là ceux qui se sont manifestés d'emblée chez des individus bien portants, et qui n'ont été précédés ni accompagnés d'aucune autre maladie. C'est de beaucoup la classe la moins nombreuse.

---

(1) Je puis dire aujourd'hui, janvier 1842, que l'épidémie de croup a cessé avant la fin de 1841. Je bornerai ici mes recherches sur les croups de

Je n'ai eu occasion que quatre fois d'étudier le croup ainsi dégagé de toute complication. J'en citerai un exemple.

Obs. VII (1). *Garçon (2), 5 ans et demi, bonne santé habituelle. Croup avec expectoration pseudo-membraneuse. Asphyxie imminente le septième jour, trachéotomie, amélioration, puis persistance de la fièvre; mort quatre jours après l'opération, onze après le début. Ramollissement des amygdales et des ganglions bronchiques, mamelonnement avec épaississement de la muqueuse de la trachée, enduit pultacé à sa surface; pneumonie double, tubercules des ganglions bronchiques. Etat poisseux du sang.* — Le 3 septembre 1840 entre, salle Saint-Jean, 7, hôpital des enfants malades, le nommé Drescher (Marie), âgé de 5 ans, né à Paris, demeurant rue Saint-Germain-l'Auxerrois, n° 83. Il est fils légitime de père et mère bien portants. Sa mère a perdu du croup deux enfants de son premier mari; l'enfant qui fait le sujet de cette observation est de son second mari. Elle-même n'a jamais eu le croup. Le père de l'enfant avait eu de son premier mariage deux enfants; ni l'un ni l'autre n'avaient eu le croup. Drescher est né à terme, bien portant. Il a été nourri quinze mois par sa mère, et sevré en bon état. La rue qu'il habitait était étroite, humide, et située près de la Seine. Son logement était petit, peu aéré, non humide, sa nourriture saine et suffisante, ses vêtements convenables. Il prenait peu d'exercice, et ne sortait que très rarement. Il n'a jamais eu de maladie grave, il n'est pas sujet à s'enrhumer, il n'a eu ni coqueluche, ni exanthème. Depuis cinq mois, il porte à la partie externe du cou des ganglions engorgés. — Le jeudi 27 août, il se portait bien, ne toussait pas, n'avait été soumis ni à l'humidité, ni au refroidissement; il ne s'était trouvé en rapport avec aucun enfant affecté de maladie analogue au croup. L'atmosphère était chaude et sèche, le temps beau, le vent du nord-est. Les maladies régnantes étaient des exanthèmes, des pneumonies; les bronchites et les angines se montraient rarement à l'hôpital et en ville. Le vendredi 28, *sa voix devient rauque*, mais il ne souffre pas du gosier, n'a ni dyspnée, ni fièvre, ne tousse pas et conti-

---

l'année 1841, le docteur Becquerel se proposant d'en faire le sujet d'un travail complet.

(1) Les observations sont numérotées d'après leur ordre de succession.

(2) C'est à l'obligeance de MM. les docteurs Rilliet et Barthez, dans la salle desquels avait été placé cet enfant, que je dois de pouvoir rapporter ici cette observation.

nue à être gai et à manger comme à l'ordinaire. Le 30, dimanche, il
se manifeste de la toux, elle est rauque. Le 31, il est gai, excepté le
soir; à ce moment il est un peu préoccupé, triste; dans la nuit, il
accuse de la difficulté à respirer. Le 1er septembre, on applique un
vésicatoire à la nuque ; six sangsues de chaque côté du cou, et des
sinapismes aux mollets. Le 2, mercredi, un peu de mieux le matin ;
dans l'après-midi, fièvre forte. L'appétit disparaît pour la première
fois, cependant la nuit est bonne. Le jeudi 3, jusqu'à midi, état général satisfaisant. Mais la raucité de la voix et de la toux ont persisté. A midi, assoupissement, voix éteinte, chaleur considérable de
la peau, plaintes fréquentes, oppression, face injectée. A trois
heures et demie, on amène Drescher à l'hôpital des enfants.—Il est
brun, assez gras, les membres sont fermes et bien nourris, la peau
colorée. Il a toutes les apparences d'une bonne constitution et d'un
tempérament sanguin. Le voile du palais, les amygdales et le pharynx sont examinés avec soin ; je n'y puis découvrir aucune trace
de fausses membranes, il n'y a même pas à l'isthme du gosier d'injection bien marquée. La respiration est irrégulière et inégale ; il y
en a 35 par minute. L'inspiration est sifflante et paraît gênée. L'expiration a le timbre normal et est à peu près naturelle. Pas de toux.
Le malade a expectoré des fausses membranes, au rapport des pa-
rents, qui sont intelligents. La voix est très faible et éteinte. Percussion normale. A l'auscultation, râle sibilant et rhonchus. Pas
d'emphysème extérieur. Sensation d'étouffement. Volume du cou
augmenté, ainsi que celui de la face. Le malade ne porte pas la
main à la région cervicale, mais il y accuse de la douleur. Il n'y a
pas d'engorgement des ganglions lymphatiques sous-maxillaires. La
langue est un peu rouge, assez sèche, la soif vive, le ventre souple,
les selles normales. Pas de vomissements. La peau est chaude, sans
moiteur ; le pouls régulier, assez fort, égal, à 142. La face est violacée. Aucune éruption sur la peau, aucune trace de pseudo-membrane à sa surface. Les forces sont comme anéanties ; assoupissement profond, décubitus dorsal, mouvements continuels des yeux ;
le malade ne répond pas aux questions. — Prescription : cinq sangsues sur les côtés du larynx, et 0,1 gramme de tartre stibié dans un
demi-verre d'eau tiède. — Les sangsues saignent beaucoup, et le malade expectore, en vomissant, plusieurs lambeaux de pseudo-membranes assez tenaces, élastiques, amorphes. Néanmoins la dyspnée
augmente, la face devient violette, l'asphyxie est imminente, la prostration extrême, l'enfant va succomber. Je pratique à six heures la
trachéotomie en usant du procédé préconisé par M. le professeur

Trousseau. J'enlève avec une pince des lambeaux de pseudo-membranes qui se présentent aux lèvres de la plaie. L'ouverture de la trachée est maintenue dilatée, en attendant qu'on apporte une canule. Aussitôt après l'opération, le malade pâlit, il semble qu'il va périr, de l'eau froide le ranime. Au bout d'une heure, une canule de cinq centimètres de long et de huit millimètres de diamètre est introduite et fixée (120 pulsations, 36 respirations). Je prescris la potion suivante pour modifier l'état des liquides : Eau de fleurs d'oranger, 60 grammes; sirop de gomme, 20 grammes ; carbonate potassique, 8 grammes : à prendre par cuillerées.

Le 4 septembre lendemain au matin, le malade a dormi assez tranquillement ; il est sorti un peu de sang et quelques pseudo-membranes par la canule; face naturelle, bien être, 32 respirations, 148 pulsations; expectoration d'un mucus épais, gluant, sans fausses membranes. La canule est changée soir et matin; le soir à 6 heures, un peu de dyspnée. Il a craché et toussé beaucoup.

Le 5 septembre au matin, il a dormi ; 140 pulsations, 40 respirations. Il a rendu une pseudo-membrane tenace, blanchâtre. Le vésicatoire placé à sa nuque le 1er septembre se couvre d'une couche pseudo-membraneuse.

Le 6, tendance à l'assoupissement; 144 pulsations, 44 inspirations; elles sont pénibles ; joues violettes, tuméfaction du cou, emphysème commençant du thorax. La respiration s'entend mal en arrière, sifflement aigu dans l'expiration. Le malade ne tousse pas, il rend du pus par la canule; la face est plus violette le soir. Le 7 au matin, il meurt tranquillement.

À l'autopsie, faite 25 heures après la mort, par un temps chaud, embonpoint conservé, amygdales doublées de volume, injectées, un peu friables ; la muqueuse voisine est légèrement épaissie. Le pharynx autour de l'ouverture du larynx présente une rougeur vive sans ramollissement. L'œsophage est sain. La muqueuse du larynx est d'un rouge vif, uniforme, non ramollie. Le tissu sous muqueux n'est pas engorgé. La trachée présente à sa face interne un aspect tomenteux, irrégulier. Elle est couverte par une couche mollasse, pultacée, qui rappelle l'aspect d'une fausse membrane ramollie. La rougeur continue jusqu'à la bifurcation du canal aérien, dont la muqueuse est en général un peu épaissie. Les bronches sont assez injectées, mais saines du reste; les plèvres également. Le lobe supérieur du poumon droit est un peu congestionné en arrière et en bas. Le lobe moyen est splénisé généralement, mais de plus hépatisé par places au second degré. Le lobe inférieur est un peu ramolli et d'un rouge foncé dans toute son étendue. En bas et en arrière il offre les caractères évidents d'une hépatisation au deuxième degré, non circonscrite.—A gauche le lobe supérieur est splénisé en général, et un peu hépatisé par places au deuxième degré. Le lobe inférieur est légèrement friable partout ; dans quelques points il présente les caractères de l'hépatisation rouge.

Du reste, il n'y a nulle part de granulations appréciables. Nulle part de traces de tubercules. Les ganglions bronchiques présentent une infiltration tuberculeuse jaunâtre, évidente. Ceux du pharynx et du larynx sont un peu volumineux et friables.—L'intestin offre un grand nombre de plaques tuméfiées, réticulées, et de follicules isolés saillants. Les ganglions mésentériques correspondants sont hypertrophiés et un peu ramollis. — Le cœur renferme beaucoup de sang, il est poisseux et épais comme du raisiné, non coagulé. Il est plus abondant dans les cavités droites que dans les gauches. Les autres viscères n'offrent aucune altération de structure, mais sont remarquablement gorgés d'un sang noir et poisseux.

Dans cette observation, le croup est parfaitement isolé au début de toute complication. Pas de bronchite, pas d'angine pseudo-membraneuse, pas d'exanthème antécédent, santé habituellement bonne. Il est à présumer que si l'enfant, au lieu d'être exposé pendant plusieurs jours, à l'époque où commença sa maladie, aux courants d'air et aux changements de température, au lieu de suivre un traitement souvent interrompu et mal exécuté, avait été placé dans des conditions contraires, la guérison aurait pu être obtenue. Mais sept jours s'étaient écoulés depuis l'invasion de la maladie, quand il est venu réclamer nos soins à l'hôpital, et celle-ci était si avancée qu'il m'a fallu sans retard lui pratiquer la trachéotomie. Quant à son insuccès, on doit l'attribuer d'un côté aux mauvaises conditions hygiéniques au milieu desquelles Drescher a vécu à l'hôpital, d'autre part à l'état extrêmement grave dans lequel il se trouvait déjà au moment où l'opération a été faite.

Des trois autres cas que j'ai observés et qui appartiennent à cette catégorie, l'un s'est terminé favorablement. (V. *Arch. de Méd.*, février 1842, p. 157.)

Dans les deux autres, la terminaison a été funeste.

Deuxième division. — Croups compliqués ou consécutifs.

Celle-ci comprend les croups qui se sont développés pendant le cours ou à la suite d'un exanthème ; et ceux qui se sont manifestés à la suite d'une angine pseudo-membraneuse simple ou compliquée d'une affection gangréneuse de la peau et du pharynx. Je vais citer un exemple de chacune de ces variétés.

A. *Croup survenu pendant le cours d'une variole.*

OBS. IX. — *2 ans, fille, variole le 28 août; l'éruption sort mal; prostration; mort le 4 septembre, six jours après le début de la maladie.—A l'ouverture pseudo-membrane dans le larynx, débris couenneux dans la trachée.—Splénisation du lobe inférieur du poumon droit, hépatisation rouge du lobe inférieur du poumon gauche.*—Le 1ᵉʳ septembre 1840, entre, salle Sainte-Anne, la nommée Bruno (Sophie), âgée de 2 ans, non vaccinée. L'éruption a commencé le 28 août après quelques prodromes, mais sans maladie antérieure. Papules confluentes à la face et aux membres ; pas d'aphonie, respiration libre. La variole se développe mal, les pustules ne pointent pas, la fièvre persiste. Le 3, les cuisses et les hanches sont couvertes d'une teinte rouge uniforme, formée par l'injection de la peau intermédiaire aux pustules qui sont rudimentaires. La malade est assoupie, elle ne tousse ni ne parle. Le 4, pouls à 150, agitation extrême ; respiration accélérée, pénible, 50 par minute ; pas de toux. Elle meurt le 4 septembre sans convulsions.

A l'ouverture, quelques pustules de la peau contiennent un liquide rougeâtre, mais pas de pus. Le pharynx est sain. Le larynx, jusqu'au dessous des cordes vocales, est tapissé à sa face interne par une fausse membrane, molle, grisâtre, inégale. La muqueuse au dessous est fort injectée, à peine ramollie ; elle offre une couleur, tantôt d'un rouge vif, tantôt d'un rouge brun, mais pas de traces de pustules ou d'ulcérations. Cette membrane est parsemée de saillies rougeâtres très apparentes, qui rappellent les pustules de la peau par leur forme et leur volume, mais ne renferment aucun liquide. La trachée, un peu au dessus de sa bifurcation, renferme quelques débris pseudo-membraneux. Les bronches sont injectées, les plèvres saines. Le poumon droit offre une splénisation générale du lobe inférieur. Le poumon gauche présente une hépatisation rouge, plani forme, de la partie correspondante de son lobe inférieur.

On voit ici le croup se développer sourdement dans le larynx pendant que la variole se manifeste sur le système cutané. Mais il faut bien le remarquer, c'est la variole qui a débuté, le croup n'est venu qu'après. Comment expliquer cette espèce de métastase de la peau sur la muqueuse? Je ne sais. Ce que je tiens seulement à constater, c'est que l'exsudation pseudo-membraneuse n'a pas été le résultat de la présence des pustules sur la muqueuse, car il n'en existait pas de traces à l'autopsie. Quant à la relation qui a existé entre ces deux maladies, elle me paraît difficile à nier, quand on voit de combien de maladies diverses les exanthèmes deviennent le germe. Entérites, péritonites, bronchites, pneumonies, pleurésies, gangrènes, ne se développent-elles pas fréquemment pendant le cours des exanthèmes ou à leur suite, et ne semble-t-il pas, dans l'observation que je viens de rapporter, que l'inflammation pustuleuse qui se portait vers la peau ne s'y étant pas complètement éteinte, se soit rejetée sur la muqueuse du larynx, où elle a déterminé une exsudation pseudo-membraneuse?

B. *Croup survenu après la desquamation d'une variole.*

Obs. XVI. *Variole confluente, huit jours après la dessiccation des pustules début du croup, mort en huit jours. Pseudo-membrane tapissant l'arbre bronchique et une partie du pharynx.* —Un garçon de 8 ans entre à l'hôpital au commencement d'octobre, atteint d'une variole confluente qui parcourt régulièrement ses périodes. Huit jours après que la dessiccation est terminée, il se plaint de souffrir au cou. La respiration devient difficile, la toux prend un timbre rauque, la voix s'enroue; des accès de suffocation se manifestent; la fièvre s'allume, la maladie est méconnue, le malade meurt. A l'ouverture, une pseudo-membrane assez épaisse et résistante, s'étend de l'épiglotte aux troisièmes divisions bronchiques. La muqueuse sous-jacente est fort injectée, mais n'offre aucune trace de pustules ni d'ulcérations. Le poumon droit est splénisé en arrière et en bas.

Ici la variole est guérie, la convalescence paraît complète, mais la peau n'a peut être pas encore repris complètement ses fonctions d'absorption et d'exhalation. Le croup ne semble-t-il pas survenir dans ce cas, comme l'anasarque à la suite de la scarlatine?

C. *Croup suivi d'angine pseudo-membraneuse.*

Obs. XVII. *10 ans, garçon, angine pseudo-membraneuse, croup; mort rapide. Pseudo-membrane dans le larynx et la trachée.* — Le 3 novembre 1840, entre à l'hôpital des enfants un garçon de 10 ans, affecté depuis plusieurs jours d'angine pseudo-membraneuse. Il a la fièvre, a perdu l'appétit, il est gêné en avalant. Un traitement émollient est seul employé. Vers le 10, la voix s'altère, la toux devient rauque, la respiration s'embarrasse et fait entendre un sifflement laryngo-trachéal bien caractérisé dans l'expiration. Des accès de suffocation se manifestent, et le malade meurt le 13 novembre. A l'ouverture, le larynx entier et la trachée dans son tiers supérieur, sont tapissés par une fausse membrane, épaisse d'un millimètre, jaunâtre, non vasculaire, faiblement adhérente à la muqueuse, qui est striée, non ramollie. Il n'existe plus de fausses membranes dans le pharynx.

On distingue aisément chez ce malade deux périodes bien distinctes : la première, caractérisée par la présence de la fausse membrane dans le pharynx, elle ne s'accompagne que de symptômes bénins; la seconde, par son invasion dans les voies aériennes, elle est au contraire d'une gravité excessive. Enfin, le croup s'est encore développé quelquefois, mais en 1841 seulement, en même temps qu'une gangrène de la peau ou du pharynx. Il a toujours existé en même temps une angine pseudo-membraneuse, mais la tendance au sphacèle, si caractérisée dans ces cas, donnait une physionomie toute particulière à la maladie.

Nous allons en rapporter un exemple.

D. *Angine* (¹) *pseudo-membraneuse et gangréneuse suivie de croup.*

Un garçon de 4 ans et demi, entre le 19 mai 1841 à l'hôpital des

____

(1) Communiquée par M. le docteur Becquerel.

enfants. Il vivait dans de mauvaises conditions hygiéniques et était
malade depuis deux mois. Il a eu un rhume, puis une infiltration
générale, pour lesquels il a été traité dans le même hôpital, mais il
n'était pas complètement guéri quand il en est sorti. L'anasarque et
la bronchite ont persisté. En outre, du 12 au 19 mai, les ganglions
ont pris un développement notable, et l'haleine est devenue fétide.
Le 20 mai, je constate qu'un vésicatoire placé depuis quelques jours
sur la poitrine de l'enfant, est couvert d'une eschare partielle. Le
malade est pâle, bouffi. Les lèvres sont croûteuses, une salive abondante s'écoule de la bouche. La face interne des joues est tapissée
de fausses membranes, ainsi que le pharynx. (On cautérise celui-ci
avec de l'acide chlorhydrique, et on donne cinq centigrammes d'é-
métique. Lotions chlorurées sur le vésicatoire.) Le 22, respiration
gênée, bruyante et difficile; le cou est tuméfié par une quantité considérable de ganglions. Les deux lèvres sont ulcérées. L'intérieur du
pharynx est tapissé de pseudo-membranes fétides, tachées de sang;
116 pulsations, 36 respirations. Le vésicatoire présente des ulcérations profondes et des points convertis en eschares. Autour, existent
plusieurs taches gangréneuses. Agonie, râle trachéal, mort à dix
heures du matin.

Ouverture le 23, vingt-quatre heures après la mort (détails abré-
gés). Les deux amygdales sont couvertes de fausses membranes d'un
blanc sale, noirâtre. Le voile du palais en avant et en arrière et le
pharynx sont tapissés de pellicules couenneuses, dont quelques
unes sont blanches, mais d'autres noires. Les amygdales sont spha-
célées, creusées de petites cavités d'un gris verdâtre. Leur odeur est
cadavéreuse. La gangrène se propage à une certaine profondeur. La
luette et les bords du voile du palais sont dans le même état, irré-
guliers, d'un vert grisâtre et d'une odeur fétide. Le larynx contient
au niveau des ventricules et de l'épiglotte, des fausses membranes
moins bien formées et plus minces que celles du pharynx. Au dessous, la muqueuse est rouge et piquetée. Quelques noyaux d'hémorrhagie pulmonaire.

Du reste, il est à noter que presque constamment, quand
l'affection pseudo-membraneuse et gangréneuse du pharynx
s'est compliquée de croup, la laryngite couenneuse était peu
étendue, et les pellicules très minces. Il semblait que la tendance à s'étaler que présente ordinairement la diphtérite se fût
dans ces cas transformée en une propension énergique à dé-
truire les tissus qu'elle avait envahis.

SYMPTOMATOLOGIE. — *Symptômes spéciaux.*

Voix, toux, respiration. Sous ce point de vue, les faits de croup que j'ai observés n'ont rien présenté qui n'ait été noté par les auteurs récents. Je ferai seulement remarquer que dans un certain nombre de cas, la voix n'a pu offrir de caractère spécial, quand le croup, par exemple, a débuté pendant le cours d'une variole qui avait déjà par elle-même, en produisant un gonflement de la muqueuse du larynx, déterminé l'aphonie. De plus, j'ai eu rarement occasion d'observer cette voix retentissante, *vocem clangosam*, analogue au cri du coq, qui a été signalée par tous les auteurs. Presque toujours elle était voilée, et on remarquait une aphonie plus ou moins complète. La toux était généralement rauque. Dans un cas remarquable où la pseudo-membrane débuta par la trachée artère (1), en même temps qu'il y avait expectoration de pseudo-membranes qui venaient évidemment des bronches, la voix ne présenta pendant plusieurs jours aucune altération appréciable de timbre. Ce caractère est excellent pour distinguer le croup laryngien du croup trachéal ou bronchique.

Auscultation. Dans tous les cas où il existait une pseudo-membrane dans le larynx, la trachée, ou les bronches, la respiration était faible, et le murmure vésiculaire masqué par un rhuncus grave. Une seule fois j'ai entendu (Obs. XVIII) une rudesse très marquée du bruit respiratoire dans la trachée artère chez un enfant qui, probablement, avait déjà cette partie tapissée par une pseudo-membrane. Mais jamais je n'ai pu reconnaître par l'auscultation le siège précis de l'exsudation couenneuse dans les bronches, si elle existait à gauche ou à droite, à l'origine ou à la terminaison de ces canaux.

Percussion. Hors les cas dans lesquels il existait de la pneumonie, elle ne m'a jamais donné de renseignements positifs de quelque utilité.

Expectoration. Elle a été étudiée avec soin dans dix cas;

(1) Obs. XVIII.

quatre fois elle a été pseudo-membraneuse, deux fois muqueuse, et quatre fois les malades n'ont rien rendu. C'est toujours à la suite de vomissements spontanés ou provoqués, que l'expulsion des pseudo-membranes a eu lieu. Celles-ci, dans tous les cas, ont présenté une apparence qui permettait de rapporter leur origine aux bronches grosses ou moyennes, ou à la trachée. On voyait imprimée à leur surface la marque d'anneaux cartilagineux. Souvent chez le même enfant, avant de devenir bien caractérisée, la pseudo-membrane n'avait offert qu'une apparence trop vague pour qu'on pût se prononcer sur son origine. Chez un seul enfant, du reste, l'expectoration pseudo-membraneuse a paru être le signal d'une amélioration marquée. Mais chez les trois autres, leur rejet n'a été suivi d'aucune amélioration. Au contraire, dans l'épidémie décrite par Wahlbom en Suède, dans celle dont Bœck et Salomon ont tracé l'histoire, dans les faits de Gibson et Bac, dans ceux de La Bonnardière, Berthier, Caigné, Terrade, J. Frank, l'expectoration pseudo-membraneuse était le signal de la guérison. La malade de Zobel se mit à sauter dans sa chambre aussitôt après avoir rendu un fragment tubulé de matière concrète; un instant avant elle était dans l'affaissement et la prostration. Par contre, dans les observations rapportées par Van-Bergen, Bloom, Halenius, Callisen, Field, Desplanil, Beauchêne, Lebreton et Duval, Filleau, Poullin, l'expectoration pseudo-membraneuse n'empêcha pas la mort [1]. Cette expectoration peut manquer chez les enfants par plusieurs raisons : parce qu'ils avalent leurs crachats, parce que la fausse membrane est trop adhérente pour être détachée par les secousses de la toux ou des vomissements. Ainsi il faut bien se garder d'attacher une importance telle à ce symptôme, qu'on n'admette le croup que quand il s'est manifesté. Lorsque le malade a rejeté une fausse membrane qui présente l'empreinte d'une partie de la trachée, du larynx, ou des bronches, l'existence du croup est incontes-

---

[1] Valentin, *Traité du croup*, p. 187 et 189.

table ; quand ce signe manque, souvent le croup n'en existe pas moins, comme le prouvent quelques unes de mes observations : car dans trois cas, il n'y avait eu pendant la vie aucune expectoration, et cependant, après la mort, des pellicules couenneuses existaient dans le larynx, la trachée et les bronches.

Douleur au larynx et au pharynx. — Ce signe n'a pu être constaté que rarement pour le larynx. En effet, il est fort difficile de s'assurer s'il existe véritablement. Lorsque l'enfant demi-asphyxié porte la main au cartilage thyroïde ou crie quand on touche cette partie, est-ce l'indice d'une douleur locale? N'est-ce pas plutôt la preuve, dans le premier cas, qu'il éprouve une suffocation imminente dont il voudrait se débarrasser, dans le second, qu'il craint qu'une pression même légère vienne encore augmenter ses angoisses?

La douleur au pharynx a toujours existé avec l'angine simple ou couenneuse. Il y avait en même temps une gêne assez considérable de la déglutition.

Gonflement des ganglions sous-maxillaires et des amygdales. Le premier de ces symptômes n'a été noté que rarement, mais il peut m'avoir échappé dans quelques cas. Il n'en est pas moins constant que chez un enfant atteint d'un croup bien caractérisé, les ganglions cervicaux examinés avec soin se sont montrés dans l'état naturel. Ainsi on ne peut, comme le prétend M Gendron, s'appuyer sur l'absence de ce signe pour affirmer qu'on a affaire à une laryngite striduleuse et non à un vrai croup. — Les amygdales ont presque constamment offert un gonflement plus ou moins considérable, même dans quelques cas où il n'y avait pas d'angine pséudo-membraneuse, mais il existait alors une rougeur plus ou moins vive de la muqueuse de l'isthme du gosier.

Gonflement du cou et renversement de la tête en arrière. Toutes les fois que la respiration était notablement gênée, nous avons observé une tuméfaction notable de la région cervicale. Elle était due à la turgescence du système veineux, et à l'engorgement du tissu cellulaire. Dans aucun cas elle n'a été le résultat de l'emphysème.

Nous avons aussi noté dans la dernière période de la maladie, chez la plupart des enfants qui ont succombé, le renversement de la tête en arrière, indice d'une dyspnée avant-coureur de l'asphyxie.

SYMPTOMES GÉNÉRAUX. — *Décubitus, facies.*

Le décubitus a singulièrement varié chez les différents malades. En général, les enfants d'un âge un peu avancé se trouvaient mieux sur leur séant et un peu penchés en avant que dans toute autre position. Quand la respiration était devenue très gênée, ils changeaient d'abord sans cesse d'attitude pour diminuer leurs souffrances, puis tombant dans une insensibilité profonde, ils restaient immobiles jusqu'à la mort. Le facies présentait ordinairement peu après le début de la maladie une coloration violette très caractérisée, qui plus tard s'étendait au cou et aux mains, et quelquefois à toute la surface du corps. Cette coloration suivait assez régulièrement, pendant les deux premiers tiers de la maladie environ, les progrès de la dyspnée ; mais j'ai souvent remarqué que vers la fin, les symptômes d'asphyxie diminuaient au lieu d'augmenter, et qu'alors la face perdait sa teinte violette pour en revêtir une terne et terreuse.

Probablement ces particularités tiennent à ce que, plus fréquemment qu'on ne pense, la mort, dans le croup, ne provient pas de la présence de fausses membranes dans les voies aériennes (quatre fois, à l'ouverture, il n'en existait plus de traces), mais de la pneumonie concomitante et de l'altération du sang.

Appareil fébrile. Dans tous les faits que j'ai observés, j'ai noté une réaction variable caractérisée par la fréquence du pouls, qui a battu de 100 à 160, et même 180 fois par minute, et une chaleur élevée de la peau appréciable à la main et au thermomètre. La température mesurée par cette dernière méthode, l'instrument étant placé dans la bouche, n'a jamais dépassé 40° c., tandis que dans la variole et la scarlatine, je l'ai vue monter à plus de 42°. Les sueurs ont existé fréquemment, soit par suite des efforts que déterminaient les vomitifs, soit dans les angoisses de la suffocation. Dans ce dernier cas elles étaient froides et de mauvais augure; souvent elles se manifestaient sans cause appréciable, et alors elles ne m'ont jamais paru être le signal d'une amélioration remarquée par Ghisi dans l'épidémie qu'il a décrite, et par MM. Mercier, Salmade et Duval dans les faits qu'ils ont observés (1). Les frissons ont manqué le plus souvent dans les croups qui ont débuté sous mes yeux à l'hôpital. C'est au reste un phénomène dont on ne peut constater que difficilement l'existence chez les enfants, car il faudrait pour cela, se trouver auprès du malade au moment où il éprouve la sensation de froid.

Eruptions cutanées. Dans un seul cas, au treizième jour d'un croup survenu à la suite d'une varioloïde (Obs. XVIII), apparut une éruption papuleuse sur la face et le tronc. Elle ne s'accompagna pas de démangeaison comme l'urticaire, avec laquelle elle avait de l'analogie. Elle coïncida avec une amélioration marquée dans les symptômes, et ce fut à cette époque que le malade entra en convalescence. Aux États-Unis les médecins considèrent cette éruption comme favorable; voici ce qu'en dit le docteur Rush (2) : « *An eruption of little red blotches, witch frequently appears and disappears two or three times in the course of this disease* (le croup), *is always a favourable symptom* (3).

Dans un autre cas, la scarlatine se développe chez un enfant trachéotomisé (Obs. XXV) et paraît contribuer à avancer le terme fatal.

Vomissements. — Ils ne se sont montrés qu'une seule fois spontanément; il est vrai que presque toujours des émétiques

---

(1) Valentin, l. c., p. 218.

(2) Une éruption de petites taches rouges qui apparaît et disparaît deux ou trois fois pendant le cours de cette maladie, est toujours un symptôme favorable.

(3) *Medical inquiries,* sec. édit. 1805.

ayant été administrés à une époque peu éloignée du début, on n'a pas laissé à la nature le temps d'agir d'elle-même.

Quant à l'état de la langue, à l'anorexie, à la soif et aux selles, je n'en parlerai pas, n'ayant rien observé sous ce rapport qui me parût digne d'intérêt.

Urines. — Quelques auteurs ont attaché de l'importance à l'examen de l'urine dans le croup, ils ont cru pouvoir tirer de son aspect des signes diagnostiques et pronostiques importants. Pour Horne, sa couleur blanche était l'indice de la suppuration du larynx; Salomon et Bloom ont émis des opinions analogues. Laudun a noté une fois dans ce liquide des lambeaux de fausses membranes bien apparentes. Cette sécrétion provenait-elle d'une inflammation spéciale de la vessie? je serais porté à le penser; mais quant à moi, dans les vingt-cinq cas que j'ai eus sous les yeux, je n'ai jamais trouvé d'urines purulentes ou contenant des fausses membranes; elles ne m'ont rien offert que les dépôts salins et muqueux, si communs dans les pyrexies ordinaires.

Système nerveux. — Je n'ai eu occasion de constater chez aucun sujet ni délire ni convulsions. L'état des forces a été étudié avec soin, parce que c'est un des éléments les plus importants à considérer pour les indications thérapeutiques. Or j'ai toujours remarqué que la faiblesse était un symptôme grave, et que les enfants affaiblis par un traitement débilitant ont rapidement succombé.

Comment se sont enchaînés ces différents symptômes, dans quel ordre se sont-ils manifestés? c'est ce que je vais exposer.

Périodes.

J'en admettrai simplement deux : celle de réaction et celle d'affaissement. Dans un certain nombre de cas j'ai noté avant l'invasion de la maladie quelques signes qui devançaient son invasion.

Symptômes précurseurs. — Ils ne se sont pas présentés dans la majorité des cas. En effet, toutes les fois que le croup s'est

développé pendant le cours d'une variole, d'une fièvre typhoïde, d'une anasarque, d'une pneumonie, ces phénomènes
assez vagues qu'on nomme prodromes, ont été effacés par les
manifestations énergiques de la maladie principale.

Ils ont été caractérisés quelquefois par une légère douleur à
la gorge, accompagnée ou non de toux. Tantôt il n'existait
alors qu'un peu de gêne dans la déglutition, et de rougeur des
amygdales et de l'isthme du gosier, tantôt des pellicules couenneuses commençaient à s'y montrer sous forme de petites plaques irrégulières. J'ai noté la raucité de la voix et de la toux
pendant plusieurs jours, huit dans un cas (Obs. XXIV), avant
que la fièvre et la suffocation ne débutassent. Enfin deux des
enfants que j'ai observés ont toussé pendant quelques jours
avant l'invasion de la maladie, mais c'est la fièvre qui a vrai-
ment caractérisé le début. Avant son apparition on ne pouvait
réellement pas dire que le croup existât.

Période de réaction. — En général, en même temps que la
fièvre s'allumait, la laryngite se manifestait sous deux formes ;
la première continue, toujours croissante, la seconde rémit-
tente, de sorte que les accès de suffocation cessaient de temps
en temps pour revenir ensuite de plus en plus violents et finir
avec la vie. Dans un cas même, il s'est déclaré ainsi au début trois accès de suffocation d'une grande violence, ne durant
que cinq minutes environ.

Quand les symptômes précurseurs avaient manqué, le croup
débutait le plus ordinairement par de la raucité de la voix, ou
de l'aphonie.

Mais ce qui caractérisait surtout cette période, c'était la
gêne de la respiration, le sifflement laryngo-trachéal, qu'on
entendait souvent à distance, la coloration violette, la bouffis-
sure du visage, l'aphonie et la raucité de la toux ; enfin l'ex-
pression d'angoisse si fortement gravée dans les traits et l'attitude du patient. Si la maladie suivait sa marche sans se laisser
arrêter par une médication énergique, alors quel déplorable
spectacle ; *la période d'affaissement* avait commencé, il ne

restait plus d'espoir ! Alors on voyait se presser tous les signes avant-coureurs d'une mort prochaine : les accès de suffocation se suivaient sans intervalle, la voix était complétement éteinte, la toux faible et incomplète, les traits s'altéraient profondément, le pouls s'affaiblissait de plus en plus, devenait irrégulier, la mort survenait sans convulsions ni délire, au milieu d'un calme profond.

Chez les deux enfants qui ont guéri, la maladie s'est arrêtée à sa première période; mais arrivée à la seconde, elle n'a jamais pardonné.

Marche de la maladie.

Tous les cas que j'ai observés peuvent se partager sous ce rapport en trois sections : croups à marche latente, croups à marche continue, croups à marche intermittente. Les premiers se développant sourdement pendant le cours d'une variole, d'une fièvre typhoïde, ne se révélaient souvent par aucun symptôme capable d'éveiller l'attention absorbée par la maladie principale.

Les croups à marche continue suivaient régulièrement leurs périodes diverses.

Dans la forme intermittente, on observait des accidents de suffocation très graves, mais qui cessaient bientôt d'eux-mêmes. Cependant il ne faut pas exagérer; pendant cette période de calme, le pouls restait fréquent, la voix basse, et la respiration un peu gênée. Je n'ai jamais observé, alors que la maladie avait commencé, de rémission complète des symptômes; ils avaient seulement perdu beaucoup de leur gravité.

Dans un des faits qui se sont présentés à mon observation, la marche de la maladie offrit (Obs. XVIII) une particularité intéressante, c'est qu'au lieu d'envahir le larynx du premier coup ou à la suite d'une angine pseudo-membraneuse, l'exsudation pseudo-membraneuse débuta par les bronches et se propagea de bas en haut jusqu'à la trachée et au larynx. Je n'ai observé qu'une fois cette marche *ascendante*, qui était ordinaire dans l'épidémie étudiée en 1830 par M. Deville à Paris (*loco citato*).

Durée.

Considérée d'une manière générale, la durée de la maladie a varié de trente-six heures à dix-huit jours. Cinq fois elle n'a pas dépassé deux jours, quinze fois elle a été limitée de deux à six jours, deux fois elle a dépassé ce terme. La durée moyenne en général a été quatre jours et deux tiers ; chez les enfants guéris, de deux jours et demi ; chez ceux qui sont morts non trachéotomisés, de cinq jours ; chez ceux qui sont morts trachéotomisés, de cinq jours et une fraction.

Chaque période aussi a présenté une durée variable. Les symptômes précurseurs se sont montrés dans un cas huit jours avant le début de la maladie, mais en général ils n'ont paru que de deux à cinq jours avant l'apparition de la fièvre. La seconde période ne s'est dans aucun cas prolongée au delà de quarante-huit heures, le plus souvent elle n'a duré qu'un jour ou même moins de vingt-quatre heures, quand la trachéotomie ne venait pas reculer de quelques heures une mort imminente.

Complications.

Les maladies qui ont compliqué le croup en 1840 ont été, dans leur ordre de fréquence, la pneumonie, l'angine simple ou pseudo-membraneuse, et la production de plaques couenneuses à la surface de la peau. La scarlatine s'est montrée une seule fois pendant le cours du croup.

Pneumonies. Elles ont été si communes qu'elles n'ont manqué que quatre fois, chez les deux enfants qui ont guéri ; chez deux de ceux qui sont morts. Dans ces deux derniers faits, la maladie n'a duré que cinq jours ; il est probable que si elle avait eu une terminaison moins brusque, la pneumonie se serait déclarée. Cette complication a été si fréquente en 1840, qu'il est difficile de ne pas rapporter cette particularité à une influence spéciale. Pendant les cinq premiers mois de 1841, sur douze cas de croup qui ont été observés, l'inflammation du poumon n'a existé que six fois. Et cependant c'est déjà là un chiffre élevé, si on compare, comme je l'ai fait, la fréquence de la pneumonie dans le croup d'une part, de l'autre dans un certain nombre de maladies aiguës. Il n'y a que les exanthèmes qui aient dépassé le chiffre indiqué pour le croup ; dans les autres affections, la proportion des phlegmasies pulmonaires s'est montrée beaucoup moindre. Mais je suis porté à penser que les exanthèmes ont, sous l'influence épidémique, présenté en 1840 un caractère spécial.

Angines. Les angines simples n'ont rien offert de particulier. Elles se sont montrées moins fréquemment en 1840 que les pseudo-membraneuses (¹). Je n'ai jamais vu, du reste, de ces gosiers tapissés par de larges couches couenneuses recouvrant le voile du palais, les amygdales et le pharynx, que M. Bretonneau a décrites si souvent dans son ouvrage. C'était ordinairement de petites plaques grisâtres, irrégulièrement arrondies, placées dans la plupart des cas sur les amygdales, rarement sur le voile du palais ou les parties visibles du pharynx. Jamais je ne les ai vues remonter jusqu'aux fosses nasales et les tapisser entièrement. Dans un seul cas, j'ai reconnu l'existence d'un coryza pseudo-membraneux partiel.

En 1841, au contraire, tous les signes de la diphthérite se sont manifestés fréquemment, les pseudo-membranes étaient très étendues, tapissaient toute l'arrière-gorge, quelquefois même les fosses nasales, et souvent se développaient aussi sur les surfaces dénudées de la peau.

Exsudations couenneuses cutanées. Une seule fois, chez une fille de 8 ans (Obs. XXI), qui contracta le croup dans la salle de chirurgie, où elle était en traitement pour une brûlure, la plaie se couvrit d'une pseudo-membrane bien caractérisée. Jamais je n'ai vu au pourtour de l'anus, à la vulve,

---

(1) Celles-ci n'ont été notées que treize fois, dix fois elles n'existaient pas, deux fois le gosier n'a pas été examiné.

dans le conduit auditif, de ces couennes blanchâtres qui étaient
si communes dans les épidémies décrites par MM. Bretonneau,
Gendron et Bourgeois.

En 1841, il paraît que ces pseudo-membranes se sont montrées très fréquemment sur différentes régions du corps, et que
le croup a été constamment accompagné d'une angine pseudo-
membraneuse assez étendue.

Dans un cas, la scarlatine est venue compliquer le croup
Obs. XXV). C'était au troisième jour du début de la maladie,
au deuxième de la trachéotomie. La malade mourut le soir
même, la scarlatine parut avoir hâté cette terminaison.

Quant à la variole, je ne m'en occuperai pas ici, puisqu'elle
a constamment précédé le développement du croup.

Diagnostic.

Lorsque les malades ont expectoré des fausses membranes,
le diagnostic n'a présenté aucune difficulté. Mais ce signe
pathognomonique n'a existé que dans le plus petit nombre
de cas; dans les autres, c'est d'après l'ensemble des symptômes, la marche de la maladie, qu'on s'est basé pour admettre l'existence du croup. Dans quelques cas, la maladie a
été méconnue pendant la vie. Ainsi quand le croup se dévelop-
pait au milieu d'une éruption de variole, ou dans la période
ultime d'une fièvre typhoïde, comment deviner la grave
complication qui surgissait? Ce n'était ni les caractères de la
voix ou de la toux, car les malades étaient trop affaissés pour
crier ou tousser, ni la dyspnée, laquelle cesse souvent de se
manifester chez les enfants arrivés à une période avancée d'une
maladie grave, qui pouvaient mettre sur la voie du diagnostic.
Celui-ci n'a donc, dans ces cas, été porté qu'après la mort, et
comme ce n'est que dans le service des filles que toutes les ou-
vertures, sans exception, ont été pratiquées pendant le cours
de l'épidémie, il est possible que dans la division des garçons,
quelques faits de croup aient échappé à l'observation.

Dans le cas où la fausse membrane a débuté par les bronches, j'ai noté les signes suivants : Une dyspnée plus intense que ne le comportait le léger engouement des poumons, dyspnée ayant succédé à une bronchite ordinaire, la couleur violacée de la face, l'altération du timbre de la toux sans modification marquée de la voix, le sifflement produit par la respiration, la présence d'un râle ronflant très fort au niveau des grosses bronches, et la faiblesse du bruit respiratoire vésiculaire, enfin l'intensité de la fièvre, qui n'était pas en rapport avec une bronchite ordinaire. Mais l'expectoration d'une pseudo-membrane appartenant à une des grosses ramifications de l'arbre bronchique, a seule permis d'arriver à un diagnostic certain.

Pronostic.

Relativement au pronostic, je ne ferai que les remarques suivantes : La première, c'est que quoique fort abondante dans plusieurs cas, l'expectoration pseudo-membraneuse n'a pas paru soulager notablement les malades, ni prolonger leur existence; la seconde, c'est que la maladie a presque constamment présenté des symptômes plus graves quand elle débutait en ville que quand elle commençait à l'hôpital; la troisième, c'est qu'elle n'a été arrêtée dans sa marche que quand le traitement pouvait être commencé peu après l'invasion.

Passons maintenant à l'étude des altérations déterminées dans les organes par la maladie.

Lésions cadavériques.

Siège et étendue des pseudo-membranes. Je les ai rencontrées aussi fréquemment dans la trachée que dans le larynx [1]. Mais dans cette dernière partie, elles étaient constamment plus épaisses et plus caractérisées que dans la première. Elles occupaient une partie plus ou moins considérable des bronches dans

---

[1] Sur vingt-trois cas de croup terminés par la mort, vingt fois il existait une pseudo-membrane dans le tube laryngo-bronchique. Trois fois seulement elle a manqué, mais pendant la vie il y avait eu expectoration de pellicules couenneuses.

un peu moins de la moitié des cas que j'ai observés (douze fois). Le plus souvent alors (neuf fois), elles avaient envahi les deux bronches ; on les rencontrait plus rarement dans une seule de leurs divisions (trois fois). Enfin, un seul fait nous les a montrées dans les bronches, alors qu'elles étaient absentes de la partie supérieure des voies respiratoires.

On peut conclure de là que la sécrétion pseudo-membraneuse avait une tendance marquée à se généraliser sur la surface de l'arbre bronchique. Pendant la vie les produits couenneux devaient être plus étendus que nous ne l'avons constaté après la mort. En effet, souvent à l'ouverture nous n'avons plus rencontré que les traces des pseudo-membranes qui avaient existé pendant la vie, mais qui avaient disparu avant la mort par absorption, expectoration, ou à la suite de l'écouvillonnement pratiqué après la trachéotomie.

Dans les observations que j'ai recueillies, les pseudo-membranes étendues aux bronches, ont été aux pseudo-membranes bornées au larynx et à la trachée, dans la proportion d'un peu plus des deux tiers :: 12:17. Dans le relevé donné par mon excellent maître M. le docteur Guersant, dans le *Dictionnaire* en 25 volumes (article *Croup*), la proportion est de moitié environ :: 42 : 78. On comprend que cette extension de la pseudo-membrane ait ajouté notablement à la gravité de la maladie, et contribué pour beaucoup à rendre le chiffre de la mortalité aussi élevé.

Caractères physiques. — *Forme.* Elle peut être rapportée à trois variétés. Dans la première, la pseudo-membrane était tubulée régulièrement ; dans la seconde, elle présentait l'aspect de plaques isolées, mais bien distinctes ; dans la troisième, c'était une couche couenneuse, amorphe, pelliculaire, qui se confondait insensiblement avec le mucus visqueux du voisinage. Très probablement cette dernière modification tenait à l'absorption commençante de la pseudo-membrane, comme on pouvait s'en assurer en la suivant depuis le point où elle était bien reconnaissable, jusqu'à celui où elle se confondait par nuances insensibles avec le mucus normal.

Aspect. D'une apparence uniforme dans le larynx, la trachée et les bronches, la pseudo-membrane présentait le plus souvent à sa surface l'impression des anneaux cartilagineux sous forme de bandes circulaires alternativement d'un blanc mat et d'un gris opalin. C'était dans la trachée surtout que ces bandes diversement nuancées étaient manifestes. L'épaisseur de la couche couenneuse était dans un rapport constant avec celle de la muqueuse sur laquelle elle était appliquée. Ainsi plus mince au niveau des cordes vocales et dans les ventricules, elle s'épaississait sur l'épiglotte, dans le reste du larynx, et surtout dans la partie supérieure de la trachée, pour se modeler en descendant dans les ramifications bronchiques, sur la ténuité de la muqueuse qu'elle tapissait.

La consistance a singulièrement varié. La pseudo-membrane offrait quelquefois une ténacité considérable, presque aussi grande que celle de la muqueuse sous-jacente, mais en général elle était molle et friable. Royer Collard, Valentin et autres lui ont dénié la faculté d'acquérir une organisation évidente. J'ai observé l'année dernière ce phénomène dans un cas où il était incontestable, comme va le démontrer la description des parties.

OBSERVATION XXI. — Le 2 décembre 1840, dans la salle de chirurgie de l'hôpital des Enfants, la nommée Breton (Zélie), âgée de 8 ans, entrée pour une brûlure du bras, est prise d'une toux rauque tout à fait extraordinaire. Sa voix est voilée, la respiration est très difficile, en même temps la plaie du bras se couvre d'une pseudo-membrane.

Il y a un peu de douleur à l'isthme du gosier, mais sans concrétions pelliculaires. Quelques accès de suffocation se manifestent, la respiration est masquée, à droite surtout, par un rhonchus grave, et la malade meurt suffoquée le 7 décembre, cinq jours après l'invasion de la maladie.

—A l'ouverture, amygdales tuméfiées, non ramollies, sans pseudo-membranes. Le larynx et la trachée sont tapissés dans toute leur étendue par une couche pseudo-membraneuse épaisse d'un millimètre environ, peu adhérente à la muqueuse, molle, friable, rougeâtre, présentant dans son épaisseur une multitude de stries rougeâtres et de tractus vasculaires qui ne s'effacent pas par le lavage.

La disposition vasculaire est bien manifeste. On dirait une muqueuse de nouvelle formation (¹). Au-dessous la muqueuse laryngée elle même est grenue, injectée, un peu molle. La pseudo-membrane est tubulée. Les bronches contiennent un mucus épais.

Le tissu pulmonaire présente à droite et en arrière plusieurs petits noyaux d'hémorrhagie capillaire mais pas de pneumonie.

Etat de la membrane muqueuse. — La muqueuse sous-jacente à la fausse membrane a présenté en général une rougeur assez vive, pointillée ou striée, mais sans ramollissement ni épaississement considérables. Dans un cas (Obs. IX), la surface interne du larynx revêtue par une pseudo-membrane, était parsemée de saillies nombreuses qui rappelaient la forme des pustules varioliques. Deux fois dans les points en contact avec une pseudo-membrane la muqueuse était ulcérée; dans l'un d'eux il existait en outre plusieurs petites collections purulentes dans le tissu cellulaire sous-muqueux.

Toutes les fois qu'à l'ouverture je n'ai pas trouvé de pseudo-membrane dans le larynx ou la trachée, j'ai rencontré ou des ulcérations ou un épaississement considérable de la muqueuse. L'épaississement existait seul une fois; c'était chez une jeune fille dont le croup s'était prolongé pendant dix-huit jours.

Les ulcérations ont été rencontrées deux fois, une chez un enfant trachéotomisé depuis plusieurs jours, l'autre chez un

---

(1) C'est ici, je crois, le lieu de faire observer cette analogie remarquable qui existe presque constamment entre les produits organisables sécrétés par les séreuses et les muqueuses, et ces membranes elles-mêmes. Une couche de matière plastique se dépose-t-elle à la face interne d'une séreuse, elle revêt toutes ses propriétés physiques. A la face interne d'une artère ou d'une veine, il en est souvent de même; à la surface de la muqueuse du larynx nous venons de noter la même particularité. De là de fréquentes méprises, des pellicules pseudo-membraneuses arachnoïdiennes prises pour la séreuse elle-même, des fausses membranes adhérentes à la face interne des anévrysmes, confondues avec la tunique du vaisseau. Enfin, ces exemples si fréquents d'intestins évacués par les selles, de tuniques internes de la trachée et des bronches rendues par expectoration.

sujet mort sans opération. Dans les deux cas il y avait un épaississement considérable de la muqueuse, et une multitude d'ulcérations comparables à celles qu'on trouve dans le côlon à la
suite des dysentéries chroniques.

Je vais citer un exemple de chacune de ces variétés d'ulcérations.

Obs. VIII. — *Ulcérations partielles et abcès sous-muqueux
du larynx.*

Une fille de 8 ans, au dix-huitième jour d'une fièvre typhoïde,
meurt le 2 septembre 1841 dans une prostration profonde. — A l'ouverture, œdème de la muqueuse du larynx, surtout vers son extrémité supérieure. Entre le cartilage cricoïde et les aryténoïdes existent à la surface de la muqueuse deux petites ulcérations arrondies
qui mènent à un abcès placé dans le tissu cellulaire sous-jacent. La
muqueuse ramollie et injectée est tapissée depuis l'épiglotte jusqu'à
la trachée, par une pseudo-membrane mince, mais parfaitement
caractérisée.

Obs. XV. — *Ulcérations nombreuse du larynx et de la trachée.*

Un garçon de 11 ans, bien portant d'ordinaire, est pris d'aphonie
le 8 novembre 1841, après avoir marché nu-pieds sur le carreau de
la salle. Les amygdales sont parsemées de pseudo-membranes, il
éprouve plusieurs accès de suffocation, et présente les caractères les
plus tranchés du croup; moins l'expectoration spéciale qui a pu
m'échapper. Il succombe au bout de quatre jours après un traitement énergique. — A l'ouverture, amygdales un peu volumineuses,
violettes, à peine ramollies, sans traces de pseudo-membranes
à leur surface. Les parties voisines, le pharynx surtout au voisinage de l'épiglotte, offrent une rougeur violette uniforme. La muqueuse du larynx est érodée en plusieurs endroits, surtout au niveau de la partie correspondante au cartilage thyroïde. Les ventricules laryngés n'existent plus. L'ulcération les a confondus avec la
cavité du conduit. La trachée est d'un rouge écarlate, criblée d'ulcérations profondes, irrégulières, séparées par des brides minces.
Dans plusieurs points ses cerceaux sont mis à nu. Les ulcérations
ne sont pas tapissées par des fausses membranes. La bronche droite
est revêtue dans ses deux premiers centimètres par une pseudo-
membrane tubulée assez mince et peu adhérente.

Dans la bronche gauche on n'aperçoit de pellicules couenneuses
qu'à une certaine distance de la bifurcation de la trachée. Les

deux poumons présentent de nombreux noyaux disséminés d'hépatisation grise et d'hépatisation rouge surtout dans les parties inférieures.

Dans un autre cas, une fille trachéotomisée depuis trois jours quand elle mourut, offrit à l'ouverture une ulcération des parois antérieures et postérieures de la trachée, points correspondants au maximum de pression de la canule introduite dans les voies aériennes. Chez un autre enfant, mort quatre jours après l'opération, il n'existait qu'un épaississement très considérable de la membrane interne de la trachée.

Il résulte de l'examen de ces faits que si dans un cas l'ulcération de la trachée paraissait devoir être attribuée à la présence d'un corps étranger, dans d'autres circonstances on ne pouvait lui assigner d'autre cause que la violence, ou la spécificité de l'inflammation, car la durée de la maladie n'en donnait pas une explication suffisante. En effet, c'est chez des sujets morts du croup peu de jours après le début que ces lésions ont été trouvées, tandis qu'elles ne se rencontraient pas à l'ouverture des enfants chez lesquels la maladie avait duré quinze jours et plus à dater du début.

Emphysème pulmonaire. — Dans tous les cas où le croup avait duré un certain nombre de jours, j'ai rencontré à l'ouverture des traces plus ou moins étendues d'emphysème interlobulaire et vésiculaire. Il était en général dans un rapport exact avec la longueur de la maladie et l'étendue des obstacles mécaniques apportés à l'exercice de la respiration.

Pneumonie. — Le plus souvent les deux poumons étaient enflammés en même temps (14 fois sur 17), mais la pneumonie n'était en général que médiocrement étendue, dépassant rarement la moitié d'un lobe dont elle occupait ordinairement la base ou le bord postérieur. Quand l'inflammation était restée limitée au premier degré, elle ne s'étendait jamais à un espace aussi considérable que quand elle avait atteint le deuxième degré, et alors elle se manifestait sous forme lobulaire. Jamais je n'ai vu de pneumonie parvenue au degré de suppuration.

Cette fréquence de la pneumonie comme complication du croup n'a pas été observée par tous les auteurs. M. Royer-Collard, dans son article du *Dictionnaire* en 60 volumes, p. 440, dit qu'on trouve peu d'exemples bien constatés de cette complication, et à ce sujet il s'exprime ainsi : « Les observations qu'on en rapporte ne réunissent point ses caractères (point de côté profond, crachats sanglants, et carnification après la mort) d'une manière évidente, et jusqu'à présent on ne peut la regarder que comme possible, et non comme prouvée. »

— Il faut ou que l'épidémie de 1840 ait considérablement différé de celles qui sont décrites par les auteurs, ou que ceux-ci, à une époque où l'auscultation était inconnue, et l'anatomie pathologique peu cultivée, aient laissé passer inaperçue une maladie dissimulée par la forme latente sous laquelle elle se présentait.

Hémorrhagie pulmonaire. — Cette altération ne s'est pas montrée une seule fois en 1840, tandis qu'en 1841 elle a été rencontrée quatre fois, et dans trois cas il existait en même temps une gangrène du pharynx. Y avait-il quelque liaison entre ces deux altérations organiques ?

Cœur et vaisseaux. — Dans un petit nombre de cas le cœur était gorgé ainsi que les veines, et les parenchymes remplis de sang noir ; rarement, en un mot, la mort paraissait avoir été déterminée par asphyxie. Le plus souvent le sang était poisseux, non coagulé, les cavités gauches du cœur n'en renfermaient qu'une très petite quantité, et les viscères n'étaient pas notablement congestionnés.

Appareil digestif. — Dans un peu plus de la moitié des cas (12 sur 22), il existait une altération de l'isthme du gosier, qui consistait le plus souvent dans un engorgement des amygdales devenues molles et friables, dans une rougeur vive, pointillée, et une diminution de consistance de la muqueuse voisine, enfin dans la présence de pseudo-membranes (dans 9 cas) à la surface des amygdales et des parties voisines. Quelquefois les amygdales présentaient de petits foyers de suppuration.

Les pseudo-membranes étaient le plus souvent petites, irrégulières, minces, molles, peu adhérentes, et elles ne contenaient jamais de vaisseaux. Elles étaient loin d'offrir la même tenacité et la même épaisseur que celles du larynx et de la trachée.

Jamais elles ne se continuaient de l'isthme du gosier jusqu'à l'épiglotte; il existait toujours un intervalle entre la pellicule couenneuse du pharynx et celle du larynx, sauf dans un cas remarquable où la pseudo-membrane se montrait à la fois, d'un côté dans les fosses nasales et les voies aériennes, de l'autre dans le pharynx, l'œsophage et l'estomac.

Mortalité. — Elle a varié singulièrement suivant les observateurs. Les uns ont guéri presque tous leurs malades, les autres n'ont pu en sauver qu'un très petit nombre, comme on peut le voir par le tableau suivant :

Mortalité par suite du croup d'après divers auteurs.

PAYS.	NOMS des-observateurs.	NOMBRE des malades.	GUÉRIS.	MORTS.
Allemagne...	Zobel.	Sur 40 adultes ou enfants.	3	37
		Sur 40 enfants.	1	39
Norwège.	Wahlbom	3	1	2
	Bœck et Salomon.	4	2	2
Angleterre.	Home.	12	9	3
	Cheyne.	8	4	4
Genève...	Vieussieux	29	13	16
	Odier.	45	40	5
	Jurine et Coindet.	8	1	7
France...	Réchou.	9	7	2
	Guérin.	8	0	8
	Roucher.	10	0	10
	Chevrel.	27	15	12
	Valentin	12	7	5
	Saclise	24	16	8
Italie	Palloni.	10	2	8
Amérique.	Chatard, Potter	10	9	1
	Smith	18	13	5
	Steams.	50	48	2
TOTAUX...		225	148	77

Ainsi, tandis que l'un, M. Roucher, perd tous ses malades, l'autre, M. Steams, en sauve 48 sur 50 !

Est-il possible d'expliquer des différences aussi énormes en invoquant seulement le génie variable de la maladie suivant les climats, et la diversité des traitements? je ne le pense pas, et je crois qu'il est indispensable d'admettre que les auteurs que je viens de mentionner ont observé des maladies qui n'avaient entre elles que des rapports d'analogie.

— La mortalité causée par le croup à l'hôpital des enfants pendant la dernière épidémie a été beaucoup plus considérable que pendant les années précédentes. Il est probable que cette particularité tient à ce que la forme épidémique suffit à elle seule pour ajouter de la gravité à une maladie sporadique.

Pendant l'année 1840, à l'hôpital des enfants, la mortalité a été de 23 décès sur 25 cas. En 1841, pendant les six premiers mois, de 12 sur 12. De 1834 à 1840, sur 26 cas il y avait eu 4 guérisons. En réunissant les chiffres de 1840 et 1841 et les opposant à ceux des années précédentes, on a pour les années 1834 et suivantes jusqu'à 1839 inclusivement, une guérison sur 6 décès 1/2, et pour 1840 et 1841 réunies, une guérison sur 18 décès 1/2. Ces chiffres tendent à prouver que lorsque le croup de sporadique devient épidémique, il détermine par cela seul une mortalité beaucoup plus grande. Ici la proportion des morts paraît avoir triplé par le seul fait de l'épidémie, car le traitement et les conditions hygiéniques locales n'ont pas varié depuis six ans à l'hôpital des enfants malades.

En ville aussi le nombre des enfants morts du croup a augmenté sensiblement en 1840.

En 1838 — 487 (1).
En 1839 — 286.
En 1840 — 326.

---

(1) Extrait des registres de la préfecture de la Seine.

Quelle augmentation rapide ! Les morts par suite de croup ont été en 1840 deux fois plus nombreuses qu'en 1838 (1).

Étiologie. — Causes générales.

Influence des maladies régnantes sur le croup et du croup sur les maladies régnantes. — L'épidémie de croup que nous avons observée a présenté cette particularité remarquable, qu'elle a suivi assez exactement dans ses phases une épidémie d'exanthèmes qui a sévi également à l'hôpital des enfants en 1840.

En 1841, les exanthèmes ayant cessé, le croup devient beaucoup plus rare, à tel point qu'en janvier il ne s'en est présenté qu'un cas ; survient alors une angine gangréneuse et pseudo-membraneuse qui attaque un grand nombre de sujets, aussitôt le croup reparaît sur la scène et en peu de mois emporte douze enfants. En juillet l'angine pseudo-membraneuse et les gangrènes diminuent, aussitôt le croup perd également de sa fréquence.

Me conformant à une division toute naturelle, je passerai en revue successivement les maladies régnantes de 1840 et celles de 1841.

---

(1) A Londres, de 1796 à 1799, en 4 ans, sur une population plus considérable à cette époque que celle de Paris actuellement, 64 enfants seulement sont morts du croup, ce qui fait 16 par année. A Genève, de 1774 à 1807, en 33 ans, 132 enfants sont morts du croup; ce qui fait 4 par an environ sur 30,000 âmes, ou 96 pour une population de 800,000 âmes comme celle de Paris. Ainsi le croup a fait périr, pendant ces trois dernières années, plus d'enfants du croup à Paris qu'à Londres et à Genève (villes où la mortalité par cette maladie passe pour être très considérable) pendant une période prise au hasard. A New-York au contraire, la mortalité est beaucoup plus grande qu'à Paris :

En 1802, 46 décès par suite de croup sur 70,000 habitants.
— 1804, 75 —   —   —
— 1805, 70 —   —   —
— 1806, 106 —   —   —
   A Philadelphie
En 1807, 55 décès par suite de croup sur 100,000 habitants.
— 1808, 53 —   —   —

En 1840, pendant les six premiers mois de l'année, les varioles se sont montrées rarement dans le service des filles ; en juillet, août et septembre au contraire, le chiffre des varioles s'est élevé notablement ; la plupart étaient confluentes, plusieurs enfants vaccinés en ont été atteints ; et cinq des malades ont succombé. Sa période la plus active s'est montrée en juillet, août et septembre, ensuite la maladie a décliné jusqu'en janvier, où elle est devenue plus rare qu'elle ne l'est dans les circonstances ordinaires.

La rougeole et la scarlatine ont régné aussi surtout pendant le second semestre, ensuite elles ont diminué progressivement jusqu'à la fin de l'année.

Ces trois maladies ont en outre présenté un caractère commun, remarquable, et qui tend à faire penser qu'elles régnaient sous forme épidémique. Dans un certain nombre de cas (5), la plupart des symptômes de la variole, de la scarlatine et de la rougeole se sont manifestés sans qu'il ait été possible d'apercevoir de traces d'éruption à la peau. C'était à l'époque où ces maladies offraient le plus de gravité, et chez les enfants qui étaient le plus exposés par leur séjour dans des salles de médecine encombrées, à contracter la maladie régnante.

Presque tous les auteurs qui ont parlé des épidémies de croup, ont regardé comme une chose constante la simultanéité de celui-ci et d'une affection catarrhale. — « On peut assurer, dit Albers, que le croup ne devient jamais épidémique que sous l'influence des épidémies catarrhales. Tous les auteurs qui ont décrit des épidémies croupales s'accordent à dire qu'il régnait à la même époque une épidémie de catarrhe. «—L'épidémie de 1840 ne confirme pas cette manière de voir.

C'est à l'époque où les bronchites et les pneumonies étaient le plus répandues, que le croup s'est montré le plus rarement ; réciproquement, pendant le trimestre d'octobre, pendant lequel le croup a sévi, la bronchite et la pneumonie ne se sont montrées qu'avec une fréquence médiocre ; encore le chiffre assez considérable qu'elles ont présenté alors doit être rejeté en partie sur le compte des exanthèmes qui régnaient en même temps. Quant à ceux-ci, je suis porté à leur attribuer une certaine influence sur la production du croup, car huit fois sur vingt, l'inflammation couenneuse du larynx s'est manifestée pendant le cours d'un exanthème ou à sa suite.

Il en est de même de l'angine pseudo-membraneuse, qui a augmenté ou diminué de fréquence en même temps que le croup. Quelquefois même, il a été possible de suivre pas à pas la marche de la maladie, depuis le pharynx jusqu'à la glotte.

Si d'un autre côté nous cherchons à nous rendre compte de l'influence du croup sur les maladies régnantes, nous observons la diminution du chiffre des pneumonies, des bronchites, des fièvres typhoïdes et des autres maladies, à l'époque où les croups se sont montrés en plus grand nombre.

Ne semble-t-il pas que toutes ces affections ont été étouffées, pour ainsi dire, par les maladies régnantes, qui ne leur ont pas permis d'entrer dans le partage de leur souveraineté?

Pendant les six premiers mois de 1841, les maladies dominantes ont été l'angine pseudo-membraneuse et les gangrènes des amygdales ou de la peau. Cette dernière affection a présenté des caractères extrêmement remarquables : une invasion brusque, une violence sans pareille, et une terminaison à peu près constamment funeste. Elle s'est manifestée à la suite d'une large et profonde solution de continuité, comme après une légère rubéfaction de la peau, chez des enfants bien portants, comme chez des êtres chétifs affaiblis par les maladies et les privations. Dix-sept fois elle s'est montrée, et quinze fois les enfants sont morts!

Pendant la même période, douze fois le croup a sévi, et douze fois la mort a eu lieu, mais dans deux cas seulement il a été compliqué de gangrène, tandis que constamment il a été accompagné d'angine pseudo-membraneuse. En même temps les exanthèmes ont perdu de leur fréquence ; mars et avril n'en ont offert que quelques cas isolés, et le croup ne s'est jamais alors montré à la suite de cette maladie.

Pendant le mois de juillet 1840, les gangrènes et les angines disparaissent presque complètement, le croup diminue aussi de fréquence. Remarquable solidarité entre la laryngite couenneuse et les maladies concomitantes, et ne semble-t-il pas qu'elle ne puisse s'élever au rang d'épidémie qu'à la faveur d'une maladie plus capable qu'elle de régner sous forme épidémique, et à l'aide de laquelle elle revêt ce caractère! Telles nous avons vu en 1840 la variole et la scarlatine, telle en 1841 l'angine gangréneuse.

Saisons. Les auteurs s'accordent à regarder les mois du printemps pendant lesquels la température est très variable, comme favorables au développement des épidémies de croup. En 1840, au contraire, le croup s'est montré plus fréquemment en octobre qu'à toute autre époque de l'année ; en 1841 c'est en avril et mai que le chiffre des croups a été le plus élevé.

Influences atmosphériques. Le croup épidémique de 1840-41 peut-il être attribué aux variations de température, à l'humidité, à l'état électrique de l'atmosphère, à la diminution ou à l'augmentation de la pression barométrique, à la direction des vents ?

Afin d'obtenir une réponse satisfaisante à ces différentes questions, j'ai comparé jour par jour les tableaux météorologiques dressés à l'observatoire pendant les années 1839, 1840 et 1841, j'ai mis en regard les *maxima* et *minima* du thermomètre, et les limites des variations de température pendant chaque mois. J'ai noté aussi les variations de la colonne barométrique avec les mêmes détails, j'ai indiqué la quantité d'eau tombée en centimètres, enfin je n'ai pas oublié l'état du ciel, ni les vents dominants. Eh bien ! quand je suis venu à comparer le trimestre d'octobre, novembre et décembre 1840, pendant lesquels les croups ont été nombreux (seize cas), avec les mois correspondants de l'année précédente, si j'ai trouvé une différence, elle était à l'avantage de 1839, c'est à dire qu'en général la température avait été plus élevée et plus constante, la pluie moins fréquente, le ciel plus pur et le vent moins variable que l'année de l'épidémie. Une seule différence a existé à l'avantage exclusif de 1839, c'est que les variations du baromètre ont été infiniment plus étendues pendant le quatrième trimestre de 1840, que pendant les mois correspondants de l'année précédente. Mais ces oscillations ont-elles eu une influence sur la production de l'épidémie? C'est ce qu'il m'est impossible de décider.

Pour l'année 1841, mes investigations ne m'ont amené non plus qu'à un résultat négatif [1].

Influence du séjour à l'hôpital. En général, les croups qui sont traités à l'hôpital des enfants ont débuté en ville; en 1840-41, au contraire, c'est presque toujours (dans quatorze cas) à l'hôpital qu'ils ont commencé. Or, on sait que rien n'est plus favorable à la production des épidémies que l'entassement des malades; on conçoit donc facilement que lorsqu'il existe quelque influence épidémique vaguement répandue, elle sévisse plus volontiers sur des réunions considérables de malades. Dans ces circonstances, les hôpitaux deviennent souvent de petits foyers d'infection. C'est probablement ce qui est arrivé à l'hôpital des enfants, où les malades sont malheureusement entassés.

Causes individuelles. — *Age* [2]. En 1840-41, l'âge des en-

---

(1) Enfin pour ne rien négliger je dirai que pendant le même laps de temps on n'a observé ni comète, ni météores remarquables, ni orages d'une violence extraordinaire.

Le 4 juillet seulement, alors que l'épidémie de croup et de gangrène avait presque cessé, un orage épouvantable accompagné d'un tremblement de terre a passé sur la capitale pendant la nuit. J'ai interrogé les internes de l'hôpital des Enfants pour savoir s'il en était résulté quelque modification dans les maladies regnantes, aucune influence n'a été notée, aucun nouveau cas de croup ne s'est rencontré depuis cette époque jusqu'à la fin du mois; seulement pendant la nuit du tremblement de terre, six enfants déjà malades sont morts dans le service des garçons.

(2) *Age des enfants qui ont eu le croup à l'hôpital de 1834 à 1841.*

	De 1834 à 1840 exclusivement.	En 1840.	En 1841 (5 premiers mois.)
De 2 à 5 ans	— 13	— 14	— 2
De 5 à 8	— 4	— 6	— 4
De 8 à 12	— 2	— 5	— 4
De 2 à 8	— 2	— 0	»
Au-dessus de 12	— 1	— 0	— 2
Indéterminé.	— 2	«	«
	24	25	12

fants atteints de croup s'est élevé d'une manière notable. La proportion des individus âgés de 10 ans, 12 ans, 13 et 14 ans, a augmenté, ce qui tendrait à faire penser que sous l'influence épidémique, le croup a de la tendance à se manifester chez des individus d'un âge plus avancé, que lorsqu'il est simplement sporadique.

Sexe. En 1840, quinze filles ont été atteintes, et dix garçons seulement; en 1841, quatre filles et huit garçons; de 1834 à 1839, dix filles et seize garçons. Pourquoi ce désaccord entre 1840 et les années précédentes? Ne tient-il pas à ce que les exanthèmes ayant sévi à cette époque avec plus de violence sur les filles que sur les garçons, le croup qui, dans plusieurs cas, s'est montré à la suite de cette maladie, a dû atteindre plus particulièrement le sexe féminin.

Presque tous les auteurs, du reste, s'accordent à regarder les filles comme moins exposées au croup que les garçons. Je n'ai pu arriver après l'examen de cette question à aucun résultat positif.

Refroidissement. Dans deux cas seulement il a paru agir; dans le premier, un enfant est pris d'aphonie après avoir posé les pieds nus et suants sur le carreau froid de la salle; dans le second, une petite fille s'est enrouée après s'être exposée un certain temps à un vent froid et violent. Cette cause, on le pense bien, n'a agi que comme occasionnelle; exerçant son influence sur deux individus prédisposés, elle a déterminé la maladie, mais sans cette condition indispensable elle serait restée impuissante.

Contagion. Aucun fait ne peut me porter à penser que le croup se soit transmis par contagion à l'hôpital des enfants. Jamais je n'ai vu le voisin de lit d'un malade atteint du croup contracter cette maladie. Dans la salle des filles, c'étaient des convalescentes qui donnaient à boire à leurs compagnes affectées du croup, elles les touchaient, respiraient leur haleine; aucune n'a été victime de ces rapports journaliers.

J'ai noté, en parlant des cas de croup qui se sont présentés à Montmartre en 1841, qu'un jeune enfant qui habitait ce village, et dont l'observation m'a été donnée par M. Loyseau, avait contracté le croup de son frère, atteint de cette maladie à la suite d'une angine couenneuse. Chez lui aussi c'est par le pharynx que débuta le mal. M. Loyseau lui-même, le médecin de Montmartre, après avoir reçu dans la bouche ouverte et sur le visage un peu de la matière expectorée par un des enfants dont il cautérisait les amygdales, fut atteint d'une angine couenneuse grave.

En 1841, quatre de mes collègues de l'hôpital des enfants qui se trouvaient en rapport journalier avec des malades atteints d'angine, éprouvèrent tous les symptômes de cette affection.

Il semblerait, d'après ces faits et d'après ceux que j'ai trouvés consignés dans les diverses relations d'épidémies de croup, que cette maladie n'est pas contagieuse par elle-même, et que c'est l'angine pseudo-membraneuse ou gangréneuse qui lui transmet ce caractère. Dans ces cas, il n'y a pas contagion du croup, il y a simplement contagion de l'angine pseudo-membraneuse; le croup vient souvent après, mais il peut ne pas survenir si la maladie s'arrête ou est enrayée. Cette distinction me paraît importante à établir.

En résumé, voici mes conclusions sur l'étiologie de l'épidémie :

Influence incontestable des exanthèmes, surtout de la variole, de l'angine pseudo-membraneuse et de l'angine gangréneuse. Influence probable du séjour à l'hôpital, à cause de l'humidité qui y règne dans plusieurs salles ; de l'entassement des malades, de la basse température et du défaut de soins hygiéniques bien entendus. Influence très douteuse des vicissitudes atmosphériques, sauf peut-être des variations barométriques très étendues du mois d'octobre 1840. Influence plus problématique encore de la contagion pendant 1840, probable en 1841, alors que les angines étaient très graves, très communes, et transmissibles d'individu à individu.

Traitement.

Applications topiques. En 1840 elles ont été employées un certain nombre de fois sans de grands avantages. C'est le chlorure de chaux qui a été le plus souvent mis en usage ; c'est un médicament peu énergique. L'acide citrique pur a paru dans un cas modifier avantageusement l'état des parties malades, et arrêter l'extension des pseudo-membranes du pharynx à la glotte. Mais ce n'est que comme prophylactique du croup que les caustiques ont été appliqués ; jamais ils n'ont été dirigés contre l'affection du larynx elle-même.

En 1841, l'acide chlorhydrique pur ou mitigé a été fréquemment employé ; il n'a réussi dans aucun cas, peut-être parce que la maladie était déjà parvenue au larynx.

Sangsues et rubéfiants. En 1840, le traitement local a consisté en sangsues au cou et en rubéfiants. Les sangsues ont été appliquées en petit nombre, six au plus. On les a toujours placées sur les côtés du larynx. Dans un cas où leur application n'a été compliquée au début de la maladie d'aucun autre traitement, elles ont amené un soulagement marqué (Obs. VII). Dans les autres faits, il était impossible d'apprécier leur influence, à cause de la complication d'agents thérapeutiques qui étaient mis en usage en même temps.

Les révulsifs ont consisté en frictions avec quelques gouttes d'huile de croton sur les parties latérales du cou. Cette médication a été répétée plusieurs fois sur un même sujet (Obs. XVIII). Elle a été suivie d'une amélioration passagère.

Traitement général. — Il a consisté (en 1840) en tisanes émollientes, puis en vomitifs, révulsifs, purgatifs et altérants.

Je ne parlerai des tisanes que pour exprimer le regret qu'il soit impossible d'obtenir qu'à l'hôpital des enfants les pauvres malades prennent en hiver des boissons chaudes.

Vomitifs. — Il est à peine un malade traité en 1840 qui n'ait pris une certaine quantité d'émétique. Chaque dose a varié de cinq centigrammes à deux décigrammes. Ce médicament a constamment déterminé le vomissement, et souvent aussi l'expuition de pseudo-membranes. Un des enfants qui a guéri (Obs XIII) a dû, très probablement, son salut à l'action du tartre stibié; il n'a été soumis à aucune autre médication, et après avoir expectoré une certaine quantité de matière visqueuse analogue à une fausse membrane commençante, il s'est parfaitement rétabli. Dans les autres cas, le tartre stibié a paru constamment soulager les malades, en dégorgeant les bronches et en activant le mouvement d'absorption des vaisseaux pulmonaires, quand les poumons étaient engorgés.

Purgatifs. — Ils ont été employés rarement, avec trop peu de suite et dans des circonstances trop compliquées, pour que je puisse me rendre compte de l'influence qu'ils ont exercée.

Altérants. — Le calomel a été donné à la fois comme altérant et comme purgatif, à la dose de 2 à 6 décigrammes en 24 heures; il n'a déterminé en général que des selles peu abondantes et irrégulières; il n'a jamais amené de salivation. Quant à son action comme altérant, elle a paru manifeste chez une fille de 3 ans (Obs. XVIII) qui, sortie presque convalescente après avoir pris une quantité notable de ce sel, est revenue peu après mourir à l'hôpital d'une recrudescence de la maladie. Le médicament, du reste, n'a été employé d'une manière suivie que chez trois malades qui tous étaient soumis en même temps à une médication multiple.

Révulsifs. — Ils ont été appliqués à la nuque et aux cuisses. A la nuque, ils n'ont eu aucune autre action appréciable que d'augmenter la fréquence du pouls. Quand ils ont été dirigés sur les cuisses, ils n'ont été employés que comme dernière ressource dans des cas désespérés, et suivant l'usage, ils ont été fort inutiles.

Avant de passer à l'étude de la trachéotomie, je dois faire une réflexion générale sur ces diverses médications.

Il n'est qu'un ou deux cas dans lesquels le traitement ait été commencé en temps opportun, parce que quand le croup avait débuté en ville, les enfants ne venaient à l'hôpital qu'à une période avancée. Quand ils y tombaient malades, c'était le plus souvent à la suite ou pendant le cours de maladies graves, de sorte que le début échappait fréquemment à la sagacité du médecin ; le traitement n'était employé qu'à une époque avancée. C'est probablement à cette circonstance défavorable qu'a tenu le défaut de succès.

Trachéotomie. — En 1840, cinq enfants ont été trachéotomisés, aucun n'a été sauvé. L'opération a été pratiquée une fois le deuxième jour, deux fois le troisième, une fois le cinquième de la maladie, une fois le premier jour d'un croup suffocant survenu après huit jours de toux et d'angine simple. Chez les deux sujets qui ont été opérés le deuxième et le troisième jour, la mort a eu lieu 4 heures après. Il existait dans le premier cas une concrétion pseudo-membraneuse dans une bronche, dans le second elle occupait les deux bronches dans une grande partie de leur étendue (Obs. I et III). Dans le troisième cas (Obs. VII), le malade opéré au bout de cinq jours, est mort le neuvième après avoir donné de grandes espérances.

Le quatrième (Obs. XXIII), malade depuis quatre jours, a vécu encore 36 heures ; le cinquième (Obs. XXV), qui offrait depuis quelques heures seulement les symptômes d'un croup des plus violents, mais après des prodromes datant de huit jours, a succombé 72 heures après l'opération. Chez tous les cinq il existait une pneumonie double plus ou moins étendue ; chez le quatrième les grosses bronches renfermaient une fausse membrane.

Ainsi trois des opérés sur cinq avaient une concrétion couenneuse dans les bronches au moment de l'opération ; dès lors quelle chance de succès présentait celle-ci ? Qu'en est-il résulté ? c'est que deux sont morts 4 heures, le troisième 36 heures après, tandis que les deux autres dont les bronches étaient libres ont vu leur existence prolongée de trois à quatre jours. L'époque à laquelle on a eu recours à ce remède extrême, ne paraît pas avoir eu une grande influence sur la durée de la vie des malades, et cela parce que chez l'enfant qui a subi l'opération 24 heures environ après le début appréciable de la maladie, celle-ci avait marché si rapidement que sa position était déjà désespérée.

Quant au traitement employé comme adjuvant de la trachéotomie, jamais les instillations de nitrate d'argent n'ont été mises en usage, de simples écouvillonnements ont servi à obtenir l'expulsion de plusieurs fausses membranes.

Il n'y a eu dans aucun cas d'hémorrhagie inquiétante, et l'opération qui a porté ordinairement sur les trois ou quatre premiers cerceaux des bronches, n'a jamais été compliquée d'aucun accident grave.

A l'examen des voies aériennes qui avaient été ouvertes artificiellement pendant la vie, la membrane interne de la trachée a présenté une fois des ulcérations nombreuses prononcées surtout en avant et en arrière dans les parties correspondantes au maximum de pression du tube métallique. Dans un autre cas, j'ai trouvé un épaississement considérable de la trachée tout entière dont la surface interne était tomenteuse et inégale. Dans les trois autres cas, où l'opération a été suivie d'une mort prompte, deux fois la trachée était saine. N'est-il pas probable d'après cela que la présence de la canule n'a pas été étrangère à la production des ulcérations et de l'épaississement de la membrane muqueuse.

En 1841, cinq fois la trachéotomie a été pratiquée ; deux fois la pseudo-membrane occupait les bronches, les opérés n'ont vécu qu'un jour. Une fois, l'opération a été faite au bout de six jours dans un cas favorable où les bronches étaient libres, et l'enfant a survécu six jours.

En résumé, attendu que la trachéotomie n'a eu aucun avantage quand il existait des pseudo-membranes dans les bronches, qu'elle paraît avoir déterminé dans un cas des ulcérations, dans un autre une inflammation chronique de la trachée ; que toutes les fois, sans exception, qu'elle a été pratiquée, il existait à l'ouverture une pneumonie double, tandis que dans un certain nombre de croups très graves et ayant duré aussi longtemps, mais n'ayant pas été traités par l'ouverture de la trachée, il n'y en avait aucune trace à l'autopsie ; que cependant dans un certain nombre de cas où la maladie n'était ni très grave ni très avancée, cette opération a prolongé la vie des malades, je me crois en droit de conclure : — que les avantages de la trachéotomie ont été peu marqués en général ; qu'elle paraît avoir contribué à la production de la pneumonie, à l'ulcération et à l'épaississement de la trachée, et que dans les cas où les bronches renfermaient des pseudo-membranes, elle n'a été d'aucune utilité.

Après avoir montré le peu de succès des agents thérapeutiques dirigés contre le croup pendant l'épidémie de 1840-41, je pense qu'il est convenable de rechercher par quels moyens on pourrait dans des circonstances analogues éviter une mortalité aussi désolante.

Je diviserai ces réflexions en deux articles, l'un, dans lequel je traiterai des moyens hygiéniques et préservatifs à mettre en usage, l'autre où je parlerai des médications.

Moyens hygiéniques.

Logement. — Il serait à désirer que les salles de l'hôpital des enfants fussent plus nombreuses et moins grandes, car lorsqu'elles renferment un nombre considérable de malades (30 et plus), elles peuvent aisément devenir des foyers d'infection comme nous avons cru l'observer en 1840, lors du règne des exanthèmes. Vingt lits par salle seraient bien suffisants, encore devraient-ils être convenablement espacés. En outre, si l'administration faisait établir dans l'hôpital de la rue de Sèvres un certain nombre de chambres isolées dans lesquelles ou placerait immédiatement à leur arrivée ou au début de la maladie les enfants affectés de maladies contagieuses, je crois qu'on devrait isoler les individus atteints d'angine pseudo-membraneuse, car l'angine couenneuse étant souvent le premier degré du croup, il est évident que préserver de la première maladie, c'est prévenir dans quelques cas la seconde.

Température. — La température qui règne à l'hôpital des enfants pendant les mois froids aurait également besoin d'être sensiblement élevée. C'est à l'époque où le thermomètre a commencé à baisser, que le croup s'est manifesté le plus fréquemment. Pendant la dernière quinzaine de novembre le thermomètre ne s'est guères élevé au dessus de 8° centigrades. En décembre, l'administration ayant consenti à accorder la quantité de bois nécessaire, le mercure a oscillé entre + 11 à + 16°, en même temps le nombre de croups a sensiblement diminué; il est probable que l'élévation de la température était pour quelque chose dans ce changement.

Il serait bien important aussi, comme je l'ai déjà dit, que les boissons fussent administrées chaudes à un âge où la détermination vers la peau exerce fréquemment une influence favorable.

Moyens thérapeutiques.

Emétique. — Employé à doses fractionnées, c'est manifestement le remède qui a le mieux réussi. C'est à lui très probablement que nous devons l'une des deux guérisons obtenues pendant le cours de l'épidémie; je voudrais qu'on l'administrât plus hardiment, qu'on ne laissât pas s'écouler plus d'une demi-heure entre chaque dose (1). De cette manière on ne donnerait pas le temps à la fausse membrane de s'épaissir, elle serait détachée aussitôt que sécrétée; et en agissant ainsi, on pourrait prévenir le rétrécissement des voies aériennes, la gêne croissante de l'hématose et l'altération du sang qui en est la suite.

Il n'y a pas lieu de s'effrayer des efforts de vomissements répétés chez les enfants, cet acte ne détermine presque jamais d'accidents. Ainsi, on voit fréquemment ceux qui sont atteints de coqueluche vomir nombre de fois en quelques heures, sans rien éprouver à la suite qu'un sentiment de fatigue dans les muscles de la paroi abdominale et le diaphragme.

Quant à l'action locale irritante du tartre stibié lui-même, je

______

(1) Ceci a été écrit et déposé à la Faculté en juillet 1841, par conséquent bien avant que M. Marotte eût émis une opinion analogue dans le mémoire qu'il a inséré dans la *Gazette médicale de Paris.*

ne l'ai jamais vu entraîner chez les enfants d'ulcérations du pharynx, de l'œsophage, ou d'irritations de l'estomac.

Trachéotomie. Toutes les fois qu'il existe une pneumonie, je crois que la trachéotomie doit être abandonnée, car cette opération contribuant très-probablement elle-même à faire naître ou à augmenter l'inflammation du poumon, on abrège-rait l'existence des malades qu'on soumettrait à cette méthode de traitement.

La présence de pseudo-membranes dans une ou plusieurs bronches devrait également faire renoncer à la trachéotomie. Plusieurs enfants placés dans ces conditions ont été opérés l'année dernière, et ils sont tous morts peu d'heures après l'ouverture de la trachée, ceux, au contraire, dont l'état géné-ral était aussi fort inquiétant, mais qui n'avaient de pseudo-membranes que dans le larynx ou la trachée, ont eu la vie pro-longée de plusieurs jours.

La présence de la canule a déterminé trois fois, l'année der-nière, une altération profonde du larynx et de la trachée. Cette opération n'est donc pas aussi innocente que l'affirment ses par-tisans. Je crois en outre qu'elle est employée quelquefois dans des cas où un traitement plus doux obtiendrait plus de succès, témoin le fait qui s'est passé dernièrement en ville sous les yeux de M. Guersant. « Un enfant qu'on croyait atteint de croup donnait de vives inquiétudes. On avait mis en usage un traite-ment antiphlogistique et révulsif assez énergique, les acci-dents s'aggravaient, la dyspnée devenait excessive, la trachéo-tomie fut proposée à la famille, qui voulut avoir l'avis de M. Guersant. Cet excellent praticien pensa que l'opération aug-menterait infailliblement le spasme déjà très-considérable qui existait; il conseilla un bain entier prolongé. Tous les accidents cessèrent bientôt, et le malade guérit. »

Il est évident que les phénomènes nerveux jouent un grand rôle dans un certain nombre de cas de croup, et que l'immi-nence de la suffocation est souvent due autant à la contraction spasmodique des muscles du larynx, résultat sympathique de l'inflammation muqueuse, qu'à une obstruction véritable des voies aériennes. Je crois dès lors qu'il faut associer les antiphlogistiques, les altérants, et les révulsifs, qui diminuent l'inflammation, aux antispasmodiques, qui remédient aux accidents nerveux, et aux émétiques, qui agissent mécaniquement en provoquant l'expultion du produit sécrété. C'est en remplissant avec tact et mesure ces diverses indications, qu'on pourra, je pense, obtenir plus souvent des résultats favorables.

Frictions mercurielles.—On voit assez fréquemment, dans les inflammations oculaires accompagnées de sécrétion pseudo-membraneuse dans la chambre antérieure de l'œil ou au bord libre de l'iris, les frictions mercurielles à haute dose déterminer rapidement la fonte de ces produits solides et leur disparition. N'est-il pas naturel de penser, qu'appliqué sur les côtés du larynx, le mercure aurait la même influence sur les pseudo-membranes qui se seraient développées. D'ailleurs la pratique confirme la théorie : ce moyen a été employé et a réussi dans un certain nombre de cas consignés dans les traités sur le croup.

L'année dernière le mercure n'a été employé que mollement, de sorte que je ne puis rien dire de son efficacité. Il serait bon de savoir s'il agit mieux ou moins bien quand il ne s'accompagne pas de salivation. Il faudrait aussi l'employer d'une manière suivie pendant un certain nombre de jours.

Caustiques.—Relativement à l'emploi des caustiques appliqués au pharynx, je ne ferai qu'une remarque. Plusieurs médecins pensent que le croup est constamment précédé d'angine couenneuse, dès lors toute leur attention, quand ils soupçonnent l'invasion prochaine de cette maladie, se porte sur l'état de l'isthme du gosier. Ils espèrent saisir la maladie au passage quand elle est encore limitée au pharynx, et en l'arrêtant dans cette région, empêcher son extension aux voies aériennes. J'ai montré dans ce travail qu'il n'en était pas toujours ainsi, et que par conséquent l'absence de toute concrétion pelliculaire à l'isthme du gosier, ne devait pas laisser le médecin s'endormir dans une sécurité funeste, qu'il devait au contraire se tenir sur ses gardes

afin d'être tout prêt au premier éclat de voix ou de toux *sus-
pects* à agir avec promptitude.

Je pense qu'avant de terminer il ne sera pas sans intérêt de
faire ressortir en quelques mots le caractère spécial de l'épidémie que j'ai observée.

Analogies et différences entre l'épidémie de croup de 1840-41, et les épidémies précédentes.

L'épidémie de l'hôpital des enfants, tout en se rapprochant
de celles qui ont été décrites par les auteurs, en diffère cependant à plusieurs égards. Ainsi, dans les cas que j'ai eus sous les
yeux, la voix des malades n'a pas présenté en général ce timbre
éclatant qui l'a fait comparer au cri du coq ; elle était au contraire presqu'aphone et semblait rentrer dans le larynx.

Lorsque le croup s'est développé dans le cours d'une variole,
le diagnostic a présenté des difficultés extrêmes quand il existait déjà une aphonie produite par une laryngite varioleuse.
Cette cause d'erreur n'a pas été signalée par les épidémiographes
qui n'avaient jamais eu, je crois, occasion d'observer cette complication.

La marche de la maladie a offert aussi quelques anomalies.
Ainsi dans un cas la pseudo-membrane a débuté par la trachée,
et de là elle est montée vers le larynx.

Dans les épidémies observées aux États-Unis, les éruptions
cutanées étaient communes et de bon augure ; dans celle de
l'hôpital des enfants, la peau s'est dans un seul cas revêtue de
papules dont le dévelopement n'a eu aucune influence appréciable sur la marche de la maladie.

Sous le rapport des complications, le croup de 1840 a différé
notablement de celui qui avait été observé antérieurement par
les historiens d'épidémies ; car suivant eux la pneumonie a été
l'exception à la suite du croup, à l'hôpital des enfants c'était la
règle.

La prolongation de la pseudo-membrane dans les bronches

a été aussi beaucoup plus fréquente l'année dernière que dans les descriptions des auteurs.

La gangrène de la peau et des amygdales qui a coïncidé avec le croup en 1831 a été observée déjà, mais jamais elle ne paraît avoir présenté une aussi grande violence.

Dans les épidémies décrites par MM. Bretonneau, Gendron, Bourgeois, les pseudo-membranes du larynx étaient en général larges et épaisses ; l'année dernière, au contraire, je n'ai trouvé le plus souvent que des pellicules minces et étroites.

D'après quelques auteurs, l'expectoration pseudo-membraneuse aurait été un symptôme favorable dans les épidémies de croup ; en 1840 ce phénomène n'a été qu'une fois le signal d'une amélioration douteuse.

Presque toutes les relations mentionnent la coïncidence à peu près constante des épidémies de croup avec les affections catarrhales telles que bronchites, coqueluches ; en 1840, au contraire, quand le croup a paru, les bronchites ont diminué de fréquence, et les coqueluches ont continué à être très rares.

Par contre, les auteurs n'ont signalé que vaguement la coïncidence des croups avec les varioles. — On se rappelle qu'en 1840 au contraire, ces deux maladies ont régné simultanément.

C'est en général à la suite de pluies ou d'inondations que le croup s'est manifesté d'une manière épidémique. — Il est remarquable qu'en 1840 l'air a été plus sec pendant les mois qui ont offert le plus de croups que pendant la période correspondante de l'année précédente.

Je terminerai en établissant un parallèle entre le croup épidémique et le croup sporadique observés à l'hôpital des enfants.

Croup épidémique	*Croup sporadique*
(en 1840 et au commencement de 1841.)	(de 1834 à 1839 inclusivement.)
Il a attaqué des sujets plus avancés en âge.	Il a attaqué des sujets plus jeunes.
Il a été accompagné plus souvent d'angine pseudo-membraneuse.	Il a été accompagné plus rarement d'angine pseudo-membraneuse.
Le croup s'est compliqué de gangrène des amygdales et des vésicatoires.	Le croup ne s'est pas compliqué de gangrène des amygdales ou des vésicatoires.
Il s'est développé fréquemment à la suite d'exanthèmes (dans le tiers des cas.)	Il ne s'est développé que très rarement à la suite d'exanthèmes.
Les pseudo-membranes sont descendues plus souvent jusques dans les bronches (dans les deux tiers des cas.)	Les pseudo-membranes sont plus rarement descendues jusques dans les bronches. (Dans la moitié des cas.)
La pneumonie, surtout la pneumonie double, a été plus commune (14 fois sur 19.)	La pneumonie, surtout la pneumonie double, a été plus rare.
La durée de la maladie a été plus courte.	La durée de la maladie a été plus longue.
La mortalité a été plus considérable (1 guérison sur 17 morts.)	La mortalité a été moindre (1 guérison sur 5 morts.)
Le croup a, le plus souvent, attaqué les enfants placés à l'hôpital pour d'autres maladies, ou même pour de simples incommodités.	Le croup a rarement attaqué les enfants placés à l'hôpital pour d'autres maladies. Il s'est presque toujours manifesté en ville d'abord.
Il s'est développé le plus souvent chez des enfants forts et bien constitués.	Il s'est développé assez souvent chez des enfants délicats et faibles.
Il s'est manifesté rarement à la suite de causes occasionnelles appréciables.	Il s'est manifesté fréquemment à la suite de causes occasionnelles appréciables.
Les traitements employés ont paru agir d'une manière moins évidente.	Les traitements employés ont paru agir d'une manière plus évidente.

EXTRAIT DES ARCHIVES GÉNÉRALES DE MÉDECINE.
Cahiers de février et d'avril 1842.

Imprimerie de FÉLIX LOCQUIN, rue Notre-Dame-des-Victoires, 16.